小林正子 著

子どもの足はもっと伸びる！

康でスタイルのよい子が育つ
「成長曲線」による新子育てメソッド

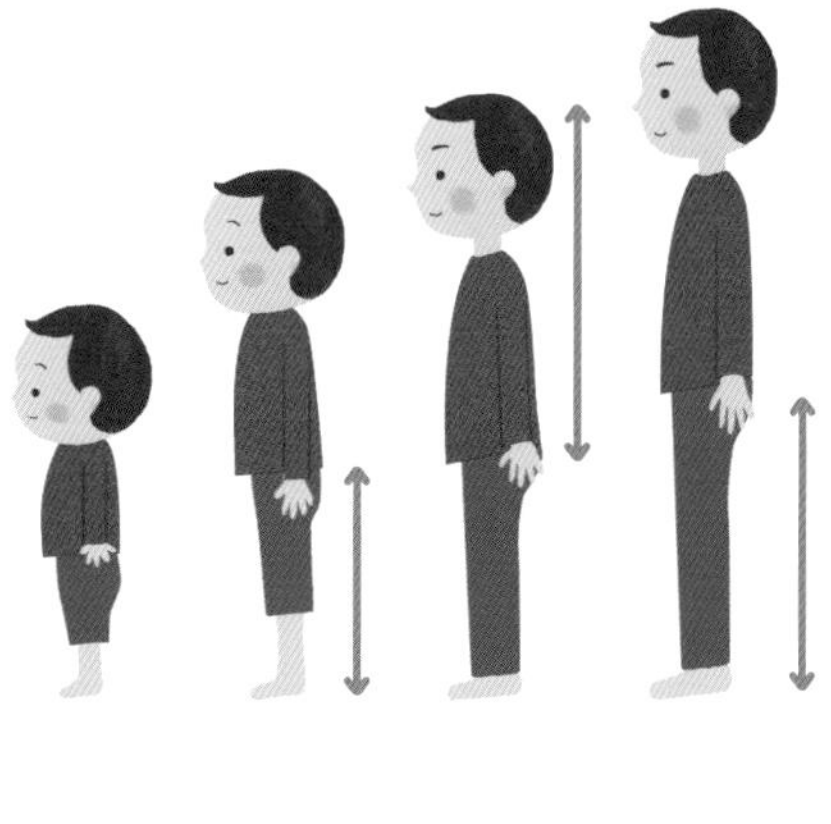

女子栄養大学出版部

健康でスタイルのよい子どもを育てるために

子育てをする中で、親としての一番の願いは、「子どもに元気に育ってほしい」「健康であってほしい」ということでしょう。

もちろん、それが最も重要なことです。でも、元気であれば期待はさらにエスカレートして、勉強もできてほしい、友達と仲良くしてほしい、いじめなどに遭わないでほしい、運動も頑張ってほしいなどなど、願望は尽きません。

子どもの健康には、さまざまな要因が関わっています。遺伝的なものもあり、環境的な要因も大いに関係します。食事・運動・睡眠がとくに大切であることもよく知られています。また、からだの健康だけでなく、心の健康も現代では極めて重要です。

親としては、そうしたことはよくわかっているのですが、テレビ、新聞、雑誌、インターネットから次々に新しい情報が飛び込んでくる今日では、いったい何が最も正しいのか、判断に迷ってしまうでしょう。とくに子育てに関する知識や情報は、一人ひとりの子どもには当てはまらないことも多く、親として惑わされずに信念をもって子育てするのは難しい状況かもしれません。

本書は、子どもの発育・発達に視点を置き、そこから健康を捉えようというものです。そしてさらには、スタイルのよい子どもに育てるための「基礎知識」を伝授しようとしています。

なんだ、基礎知識か……と思うかもしれませんが、何事も基礎が大切です。その基礎がしっかりあれば、子どもの発育段階に応じた「はたらきかけ」も適切にできることになり、本書が目指す「健康でスタイルのよい子ども」を育てることができるのです。

子どもは日々、発育・発達することが最大の課題です。発育は決して取り返しがつきません。その子ども本来の素質を十分に伸ばして、上手なはたらきかけによってさらなる成長を促し、健康でスタイルのよい子どもに育てる核心を、しっかり身につけていただきたいと思います。

子どもの足はもっと伸びる！

もくじ

健康でスタイルのよい子どもを育てるために――はじめに……2

PART 1
子どものスタイルも健康も育て方で決まる

子どもの健康とスタイルは育て方で変わる!?……10
「スタイルがよい」ってどんな体型のこと？……12
「今の子は足が長い」？　いえいえ〝胴長短足〟が進行中……14
身長は伸びていないのに座高だけが伸び続けている！……16
子どもたちのプロポーションを変えた大きな要因とは？……22
スマホのブルーライトが足の長さにも影響!?……23
子どもにスマートフォンを使わせてはいけないのか……25
Q&A・身長は遺伝の要素が大きいのではないですか？……27

PART 2
子どものスタイルはどうすればよくなる？

「スタイルがよい」は身長が高いことではない……30

子どもの身長は伸びる時期に偏りがある……32
男の子と女の子それぞれの発育の特徴とは……34
座高の測定をやめてはいけない大事な理由……37
座高と足は別の時期に伸びている……40
夜にスマホを見てはいけないこれだけの理由……46
「寝る子は育つ」の言い伝えは本当だった……49
スタイルがよければからだも健康に育つ……51
COLUMN 身長を伸ばすために必要な栄養素……53

PART 3 発育を知れば子どもの健康がわかる！ 守れる！

子どもは日・週・季節ごとに規則的なリズムで育つ……56
朝の身長が毎日違う理由とは？……60
身長も体重も週末と水曜日に発育する……62
からだの発育には季節による変動がある……63
エアコンを使いすぎると発育の季節変動が消滅……65
子どもの身長・体重を発育グラフに描いてみよう……66

母子手帳でも描いていた成長曲線って何？……67
実際の成長曲線から子どもの状態を読み解いてみよう……72
成長曲線から異変を見逃さないためのポイント……79
「発育グラフソフト」を使えば成長曲線を描くのも簡単！……80
Q&A
・成長曲線を見るうえでまず注目することはなんですか？……84
・成長曲線上で肥満や痩せを見るためにはどこに注目しますか？……84
・身長が止まってしまったり、急に伸びたりすると基準曲線をはずれますが、急に伸びるのもいけないことですか？……85

PART 4
成長曲線から子どもの健康が見えてくる

子どもの体型を決めるのは3歳までの生活習慣……88
子どもの肥満は夏休みに要注意！……89
男子も女子も痩せ願望が強くなっている……92
からだを老化させる思春期の過度なダイエット……94
適切な体重管理に欠かせない肥満度と体脂肪率……95
「からだの中身」を知ることで危険な痩せ願望に陥らせない……97

運動をやり過ぎると身長が伸びない原因に……100
子どもの成長にそった正しい運動の基本とは……104
初経の時期は成長曲線から予測できる……107
身長や体重は心の状態を鏡のように正直に反映……113
食事はからだだけでなく心の栄養源にもなる……116
孤食は不定愁訴や体重の減少にも影響する……120

Q&A
・身長の高低で初経の時期がわかりますか？……123
・運動をやっていると初経が早い遅いなどの傾向はありますか？……124

COLUMN
子どものBMIは22が標準ではない……125

PART 5
子どものライフステージ別「はたらきかけ」のポイント

子どものライフステージに合わせて適切なはたらきかけを……128
新生児期・乳児期──信頼感・安心感を育む大切な時間……130
幼児期①幼児前期──忍耐力を持ってしつけを……135
幼児期②幼児後期──遊びのなかで基本動作を培う……137

学童期 ――勤勉性と有能感を発達させる……139
思春期 ――からだも心も大きく成長……141

おわりに
毎日の積み重ねが子どもの健康とよいスタイルを育む……144
健康でスタイルのよい子どもを育てるための3つのポイント……145
子ども時代も発育も過ぎてしまえば取り返しがつかない……148

付録 「発育グラフソフト」について

PART 1

子どものスタイルも健康も育て方で決まる

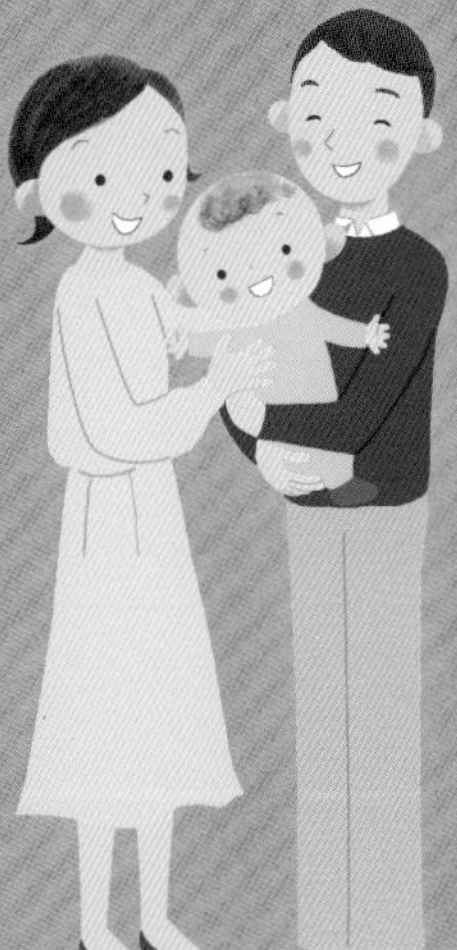

子どもの健康とスタイルは育て方で変わる!?

「子どもの健康とスタイルは育て方で変わる」って……これは本当でしょうか？　自信をもって答えます。本当です。

子どもは必ずと言っていいほど病気をします。たとえば突発性発疹は、出生後にほとんどの子どもが罹るといわれています。そのほかに風邪や下痢、結膜炎や中耳炎なども多くの子どもが罹ります。だからといって、その子どもが健康でないということではありません。本当の意味での子どもの健康とは、心身ともに大きな病気にならないことです。

そのための基本は、「親がどのように育てるか」です。そして、その基本中のさらに基本は、「生活習慣を守り、身体リズムを崩さないようにすること」といえます。

「そんなことはわかっている。でも、もっと具体的にどうすればいいのか？」

そう思われるかもしれません。

一つの大変有効な方法があります。それは、子どもの発育について理解し、発育段階に合ったはたらきかけを上手に行いながら、見守り育てることです。

難しいと思われるかもしれませんが、子どもが今、どのような発育段階にあるかということは、成長曲線を描いてみれば把握できます。もしも心身に異常が起これば、それは成長曲線に顕著に現れます。そのためいち早く発見できるのです。

「なんだ、そんな簡単なことか。でも、そんなことで本当に大丈夫なのか？」「本当に子どもの健康が守れるのか？」「ましてやスタイルのよい子に育てられるのか？」……と、再び思われるかもしれません。その疑問に答え、きちんと納得していただくために、これから順を追って説明していきますので、本書を丁寧に読んでください。

基本は最初に述べた通りシンプルです。ただし、実行するには強い意志が必要となります。それは、生活習慣をつくるのは家族ぐるみで行わなければならず、なんといっても保護者、ほとんどの家庭では両親が強い信念を持って規範とならなければならないからです。

しかし、そうした生活習慣で子どもを健康に育てることができるのだとしたらどうでしょうか？　挑戦してみる価値はあると思いませんか？　そしていつか、身体リズムを崩さない正しい生活習慣が身についたときには、それは全く自然なものとなるでしょう。基本ができていれば、どのような目新しいことに対しても、どう対処すればよいか判断がつくはずです。

家庭の生活習慣や態度は、お子さんが自然に身につけていきます。たとえば、感染症などの脅威にも負けない適切な対処ができるようになるに違いありませんし、病気に強いからだと自分を守る能力が備わっていくことになるでしょう。

さあ、家族みんなの幸せのために、子どもの発育に正面から向き合って、生活習慣から見直してみようではありませんか！

「スタイルがよい」ってどんな体型のこと？

「スタイルがよい」ということについては、人によってそれぞれ描くイメージが異なるかもしれません。たとえば、肥満でなく均整のとれた体型、あるいは身長が高く、足が長いということをイメージするでしょうか？

もしお子さんがスポーツ選手を目指しているような場合は、そのスポーツに合った体型が理想でしょう。柔道や相撲、ラグビーなどと新体操では、選手の体型が全く違います。それぞれに、描く理想があることと思います。

ただ少なくとも、「肥満でない」「均整のとれた」ということは、大方が一致するよいスタイルの要素であると思われます。すなわち、体全体の「バランスがよい」ということが重要なのです。

では、どうすればそれが獲得できるのでしょうか？　実はこれも一言でいえば、「生活習慣」が大きく関係するのです。

「いや、遺伝だろう」と思われる方もいらっしゃることでしょう。しかし、思い出してください。日本人は第二次世界大戦まではほとんどが胴長短足の体型であり、それは畳や床に座るという日本の生活様式が大きく影響したものでした。それが終戦後、次第に椅子に座る生活様式となり、また、栄養面でも動物性たんぱく質などの摂取が増えて、日本の子どもの身長はめざましく伸びていきました。そしてその伸びというのは、「足の伸び」によってもたらされたのです。

戦後、「日本の子どもは足が長くなった」とか「スタイルがよくなった」と言われるようになりました。つまり、スタイルがよいということは、単に身長が高ければよいということではなく、足の長さが問題であり、しかも「身長に占める足の長さの割合」が重要だということです。

これは、一般的にはプロポーションがよいと表現し、「バランスがよい」ことを意味します。すなわち、「スタイルがよい」というのは体全体のバランスが大切な要素であり、とくにプロポーション（身長に占める足の長さの割合）が重要であると考えられるのです。

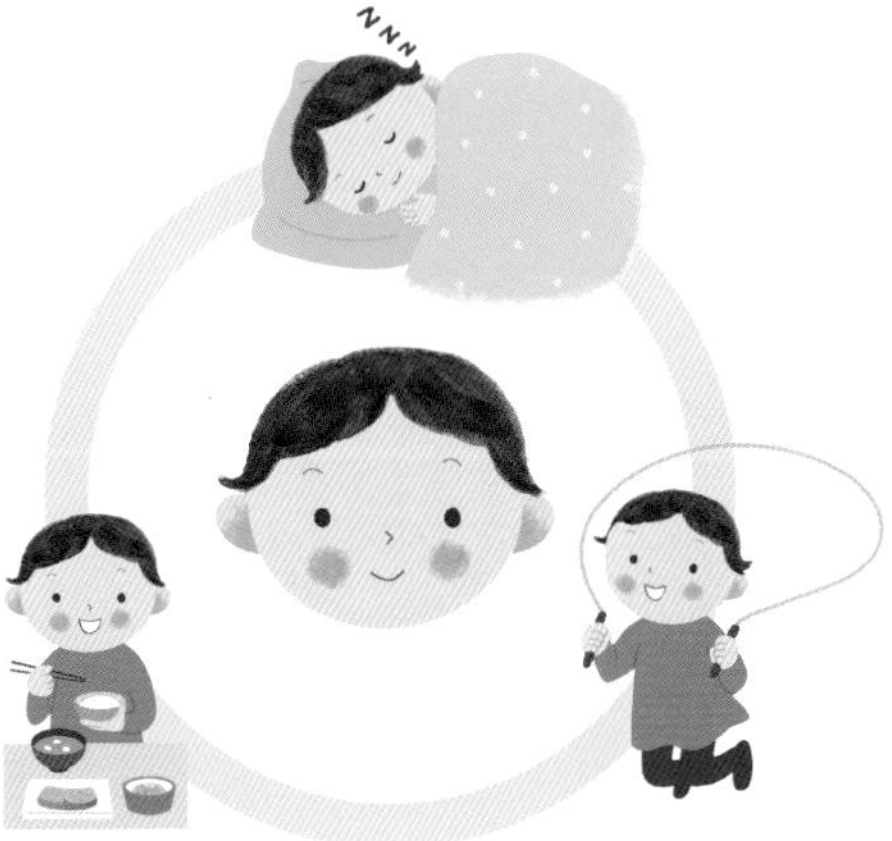

ところが、戦後急速に改善された日本の子どものプロポーションが、現在、大きな危険に晒されているのです。

「今の子は足が長い」？ いえいえ〝胴長短足〟が進行中

現在、日本の子どもの平均身長は、17歳の全国平均値で見ると、最も高かった時代よりも3ミリ縮んでいます。さらにその中身を見ると、座高は伸びているのに、足が縮んでいるのです。17歳を見ると、足が最も長かった平成7〜10（1995〜98）年頃よりも平均で1センチ短くなっています。

エッ？ そんな馬鹿な！ と思うかもしれません。しかし、学校の健康診断時の身体計測データを全国から集めて文部科学省が公表している学校保健統計調査報告書から日本の子どもの発育状態を調べて、最も身長が高かった時の値から最新の値を引き算するだけですから、誰が計算しても同じ答えが出るのです。

テレビや雑誌では足の長いモデルが登場するので、てっきり「今の子どもは足が長い」と思っているかもしれません。しかし、実は「身長に占める足の長さの割合」で見ると、座高は伸びているのに足が縮んでいるのですから、親の世代よりも足の占める割合は減少

●身長に占める足の長さの割合の世代間の変化

(%)

区分		男 平成27年度 A	男 昭和60年度 B (親の世代)	男 差 A－B	女 平成27年度 A	女 昭和60年度 B (親の世代)	女 差 A－B
幼稚園	5歳	44.0	43.4	0.6	44.0	43.4	0.6
小学校	6歳	44.4	44.0	0.4	44.2	44.1	0.1
	7歳	44.8	44.6	0.2	44.7	44.5	0.2
	8歳	45.2	45.0	0.2	45.1	45.0	0.1
	9歳	45.6	45.5	0.1	45.5	45.5	0.0
	10歳	46.1	46.0	0.1	45.9	45.8	0.1
	11歳	46.5	46.4	0.1	46.0	46.0	0.0
中学校	12歳	46.7	46.7	0.0	45.9	45.9	0.0
	13歳	46.7	46.9	**−0.2**	45.8	46.0	**−0.2**
	14歳	46.6	46.9	**−0.3**	45.8	45.9	**−0.1**
高等学校	15歳	46.3	46.7	**−0.4**	45.6	45.8	**−0.2**
	16歳	46.2	46.6	**−0.4**	45.6	45.9	**−0.3**
	17歳	46.0	46.7	**−0.7**	45.6	46.0	**−0.4**

出典：平成27年度学校保健統計調査報告書「身長に占める足の長さ（身長から座高を引いたもの）の割合」のデータを用い表記の仕方を改変

していて、胴長短足化が進んでいるということになります。

このことは、平成27（2015）年度までの学校保健統計調査報告書にも記載されています。そして平成27年度では、親の世代（30年前）よりも「身長に占める足の長さの割合」が大きく減少していることが示されています。

しかもその割合は、小学校低学年では親の世代よりもプラスで過去最高値になっているのに、男女とも中学生になると突然マイナスに変わり、親の世代との差は年齢が上がるにつれて広がって、17歳（高校3年生）男子で0・7ポイント減となるのです。

このように、統計的数値から見ると我々の感覚とはすでに逆の現象が起こっています。学校保健統計調査報告書の同様の数値は、平成23（2011）年度から掲載されているのですが、

身長は伸びていないのに座高だけが伸び続けている！

足の長さは、身長から座高を引くことで知ることができます。

毎年毎年、親世代との「身長に占める足の長さの割合」の差が拡大し、胴長短足化が進んでいる、という驚くべき現実があるのです。

ところが、この現象が進行形であるにもかかわらず、平成28（２０１６）年度より、学校の身体計測項目から座高が削除されてしまいました。これではこの先どうなっていくのか、データがないのですから把握できません。

子どもたちのプロポーションが大きく変化している現代において、足が伸びていないというのは何が原因なのか、そしてこの先、日本の子どもたちのプロポーションがどうなっていくのか。わからないままでよいのでしょうか？

プロポーションの変化というのは、生理学的にもいろいろな影響を及ぼすことがわかっています。その意味からも、私は座高測定を復活させるべきであると本気で思っていますが、それはさておき、子どもたちのプロポーションがどのように変わってきたのかについて、平成27年度までのデータで見ていきましょう。

●年齢別身長平均値の推移（昭和24〜平成27年度）

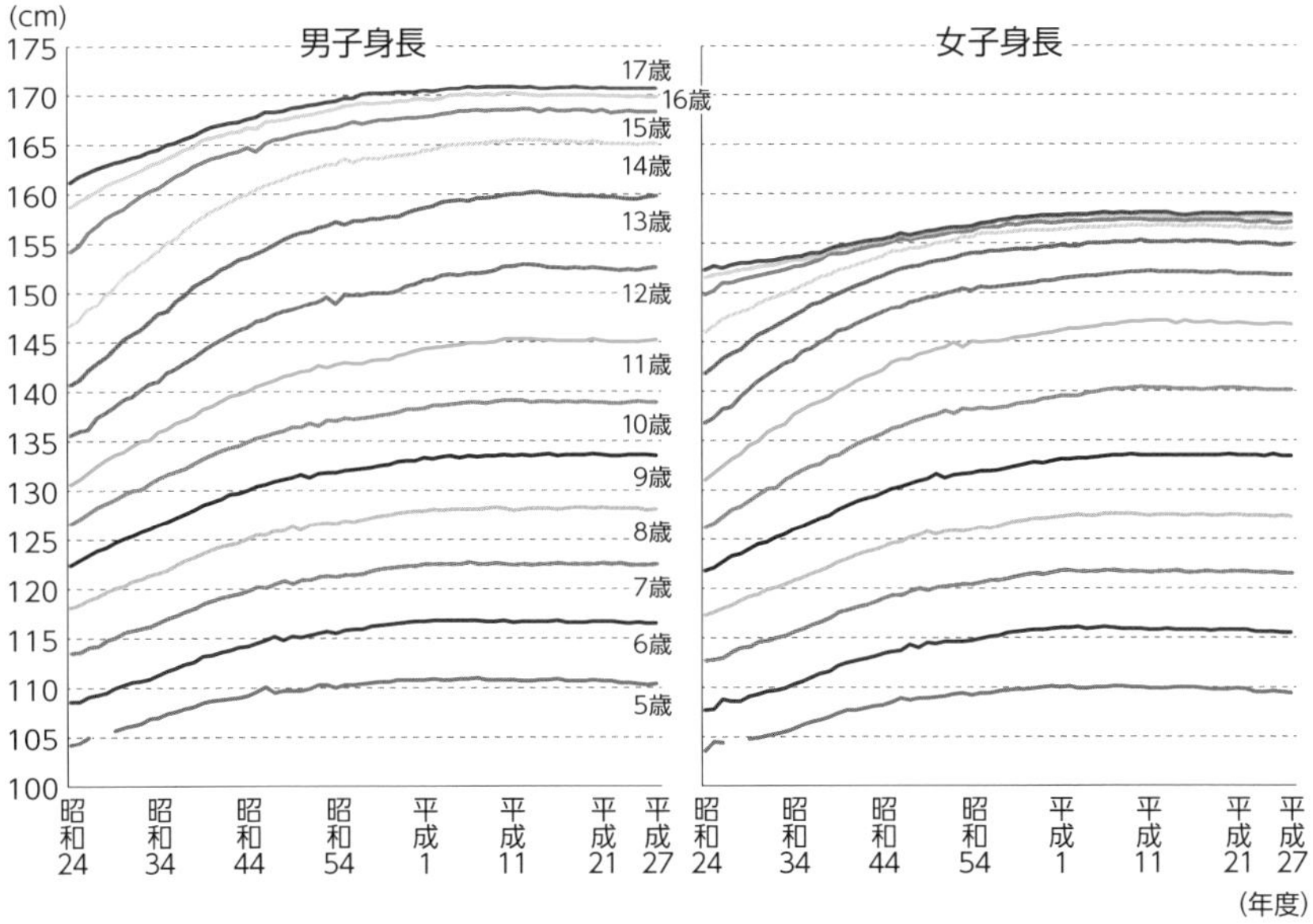

第二次世界大戦中に大きく落ち込んだ日本の子どもの身長は戦後急速に回復し、昭和50年代にかけてめざましく伸びた。しかしその後伸びは鈍り、ピークの平成前半に比べて現在は低下している。

【足の長さ（下肢長）＝身長－座高】

これから順に、昭和24（1949）年度から、座高測定最後の年である平成27（2015）年度までの、以下の変化をグラフで見ていきます。

- **●年齢別の身長の平均値**
- **●年齢別の座高の平均値**
- **●身長から座高を引いた下肢長（足の長さ）**
- **●身長に占める足の長さの割合（比下肢長）**

まず、上の身長の変化の図を見てください。ここからわかるように、身長は年齢が上がると、最も高かったピーク時に比べて、平成27年度はわずかに下がっています。

身長は戦後、急速に伸びてきましたが、平成に入るとその伸びは緩やかになり、最近で

●年齢別座高平均値の推移（昭和24～平成27年度）

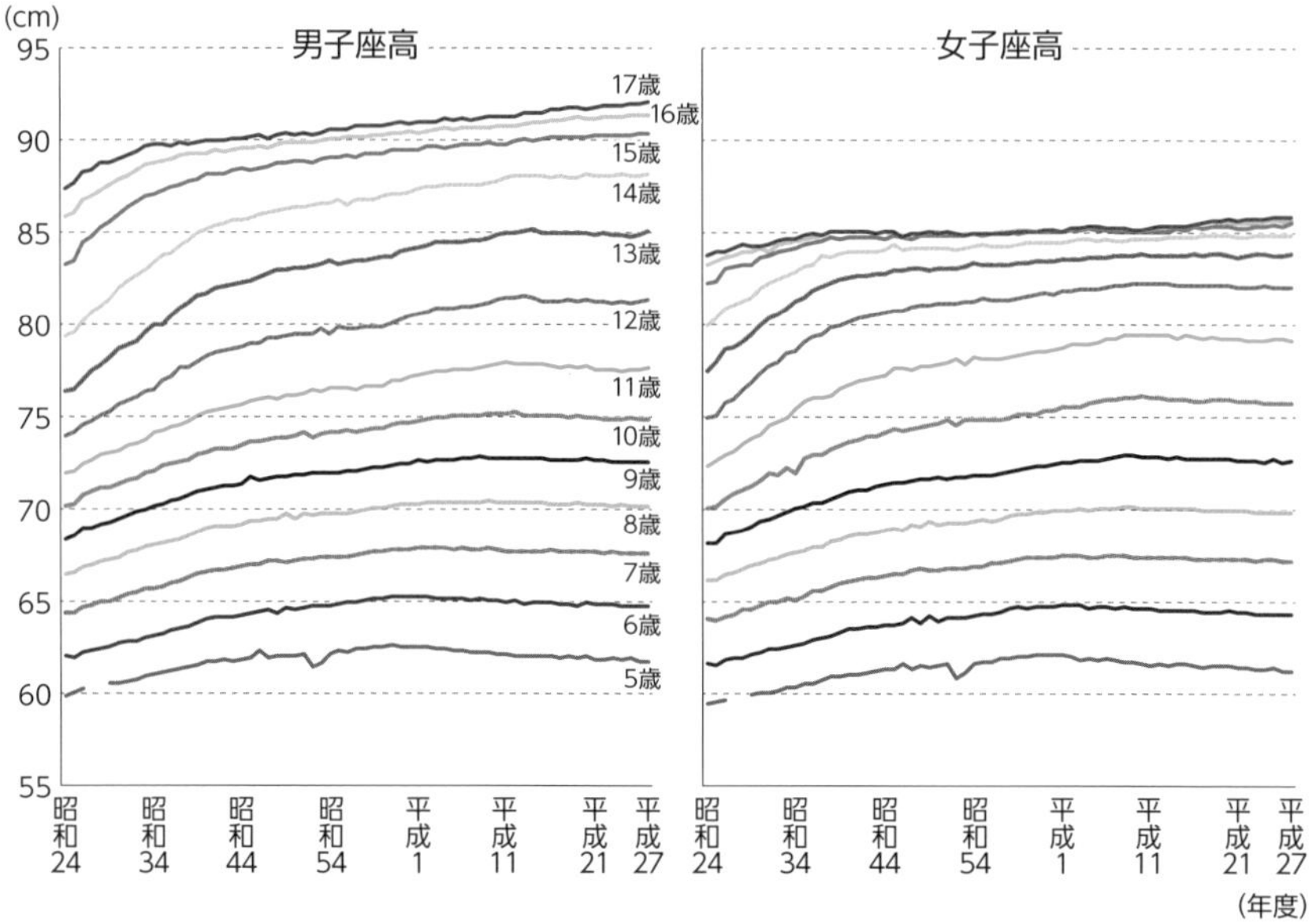

座高は男女とも低年齢ではピーク時よりも減少しているが、13～14歳以降ではまだ伸びが見られ、とくに17歳で伸びている。

は低下も見られます。17歳では、ピーク時よりも3ミリ低くなっているのです。

しかし、上の座高の図を見るとどうでしょうか。逆に年齢が上がっても、14歳以上でまだ伸びが見られる様子が見て取れます。

一方、身長から座高を引いた下肢長はどうかというと、左ページの図のように、年齢が上がるとピーク時よりもぐんと低くなっています。身長は伸びていないのに座高がまだ伸びているため、下肢長（足の長さ）は年齢が上がると短くなる傾向にあるのです。平成27年度の17歳男女では、なんと平均で1センチもピーク時より減少しています。

つまり平成のなかばから、思春期後半の子どもたちは、足の伸びが平均では以前よりも少なくなっているという、信じられないような現象が起きているのです。

●年齢別下肢長平均値の推移（昭和24～平成27年度）

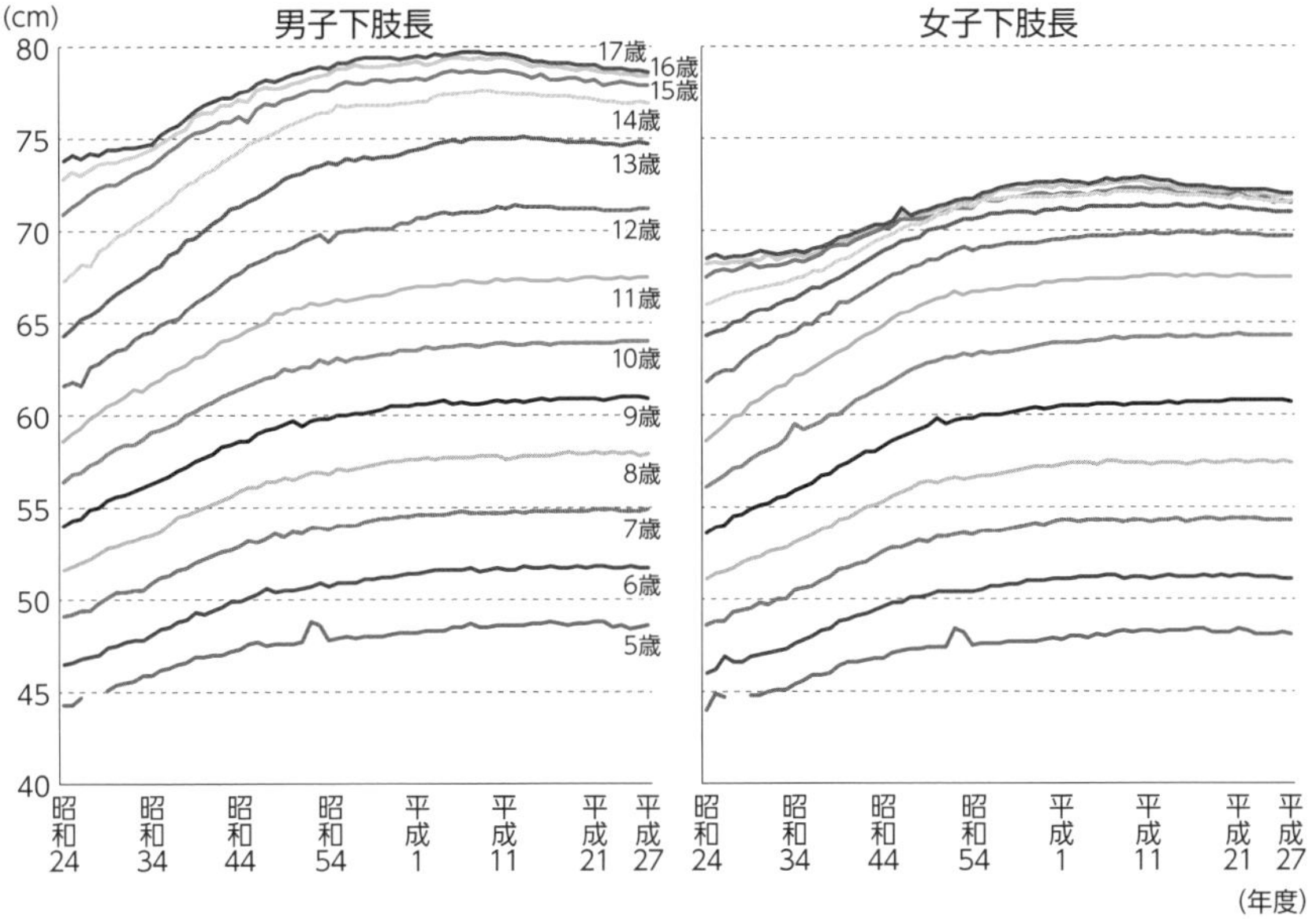

下肢長（足の長さ）は、身長から座高を引いて求めることができる。低年齢では近年も伸びが見られるが、12歳付近からは平成10年頃をピークに減少し、17歳では大きく減少している。

この傾向を、年代ごとにもう少し細かく見ていきましょう。身長に占める足の長さの割合、これを「比下肢長」といいますが、この変化を年代ごとに見てみます。

20ページの図は男子の年代別比下肢長、21ページの図は女子の年代別比下肢長です。これらを見ると、ある時点から比下肢長の値がグッと下がってきたことが把握できます。そのある時点というのは、平成7～10（1995～98）年あたりです。また、昭和時代でも高かった時期があります。この年代をピークに、平成26・27（2014・15）年の比下肢長が、男子は12歳、女子は10歳を過ぎると急激に低下しています。

20・21ページの下の図は、年代ごとの比下肢長の変化をよりわかりやすく示したものです。これを見ると、平成10（1998）年頃

●年代別比下肢長の変化（男子）

比下肢長（%）＝（下肢長÷身長）×100

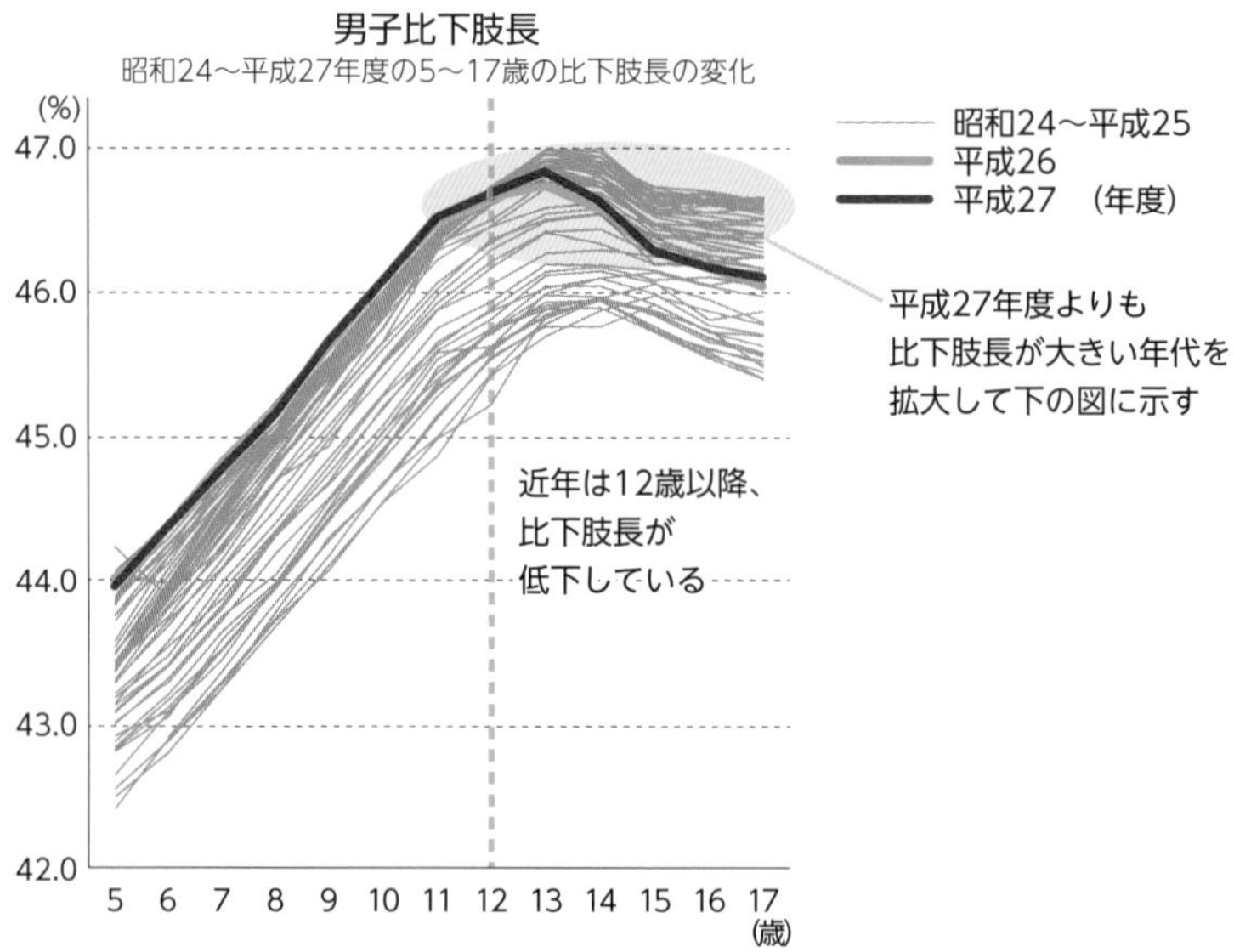

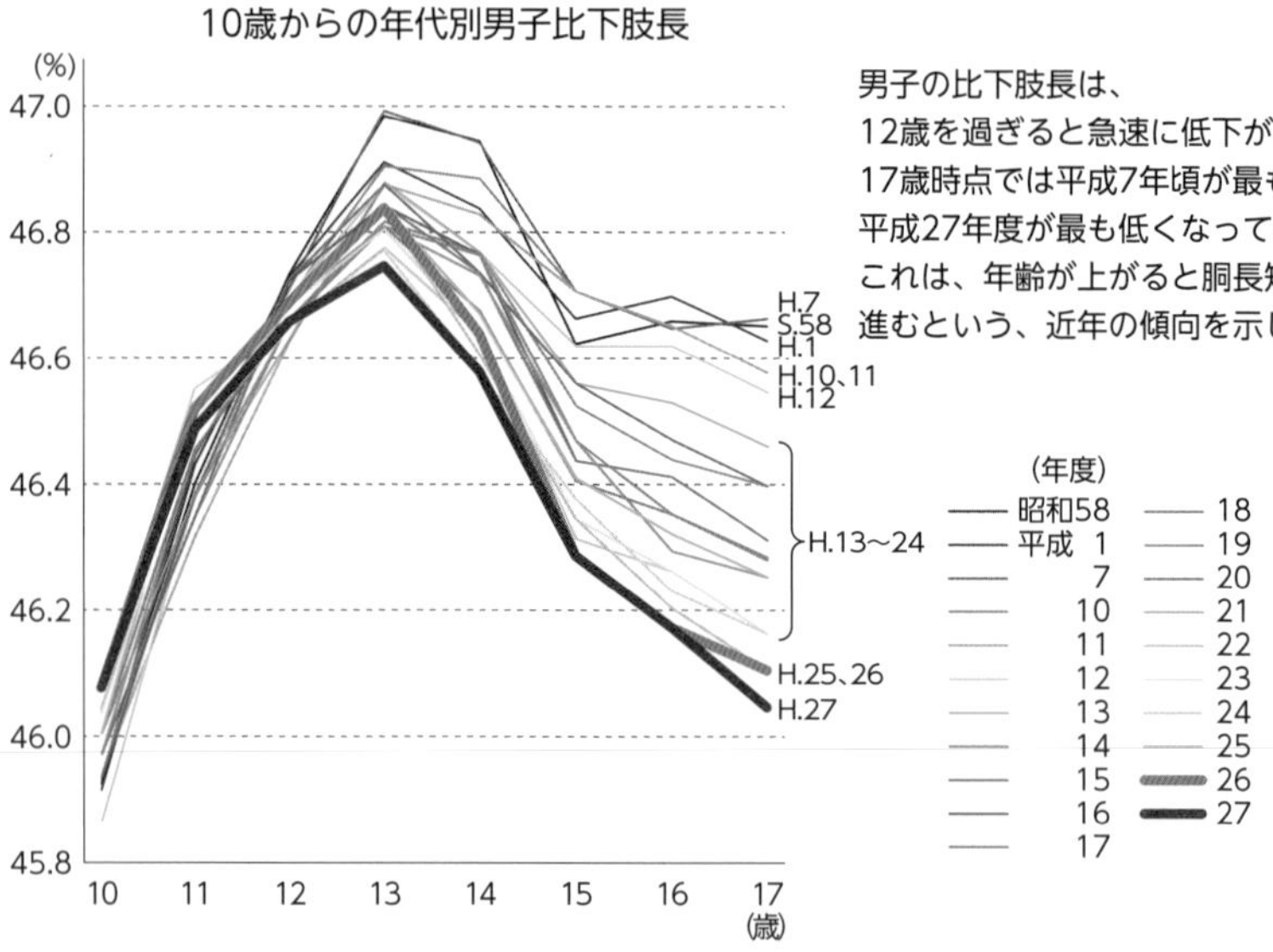

男子の比下肢長は、
12歳を過ぎると急速に低下がみられ、
17歳時点では平成7年頃が最も高く、
平成27年度が最も低くなっている。
これは、年齢が上がると胴長短足化が
進むという、近年の傾向を示している。

●年代別比下肢長の変化（女子）

比下肢長（%）＝（下肢長÷身長）×100

女子比下肢長

昭和24〜平成27年度の5〜17歳の比下肢長の変化

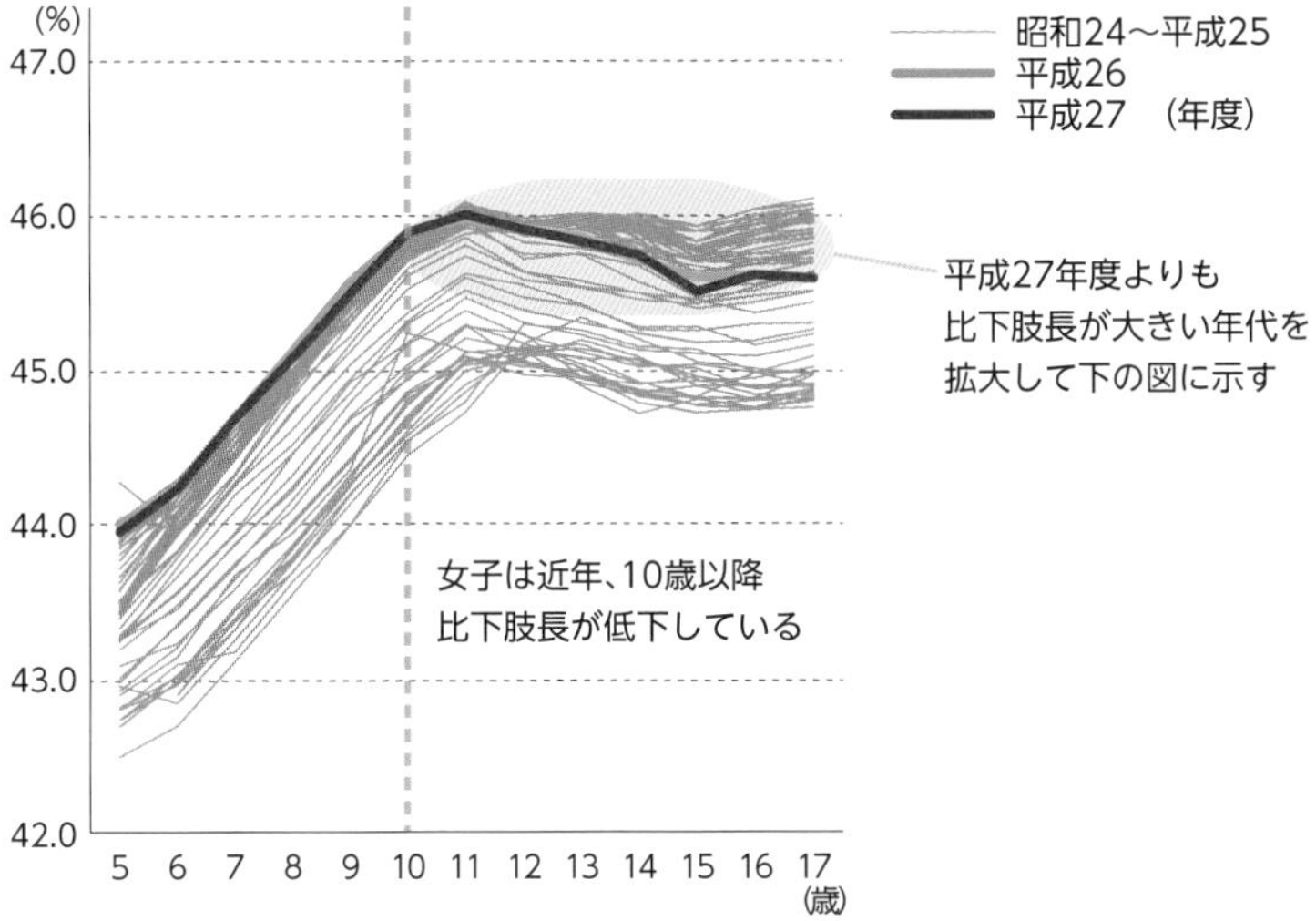

比下肢長が大きい年代を
拡大して下の図に示す
女子は近年、10歳以降

10歳からの年代別女子比下肢長

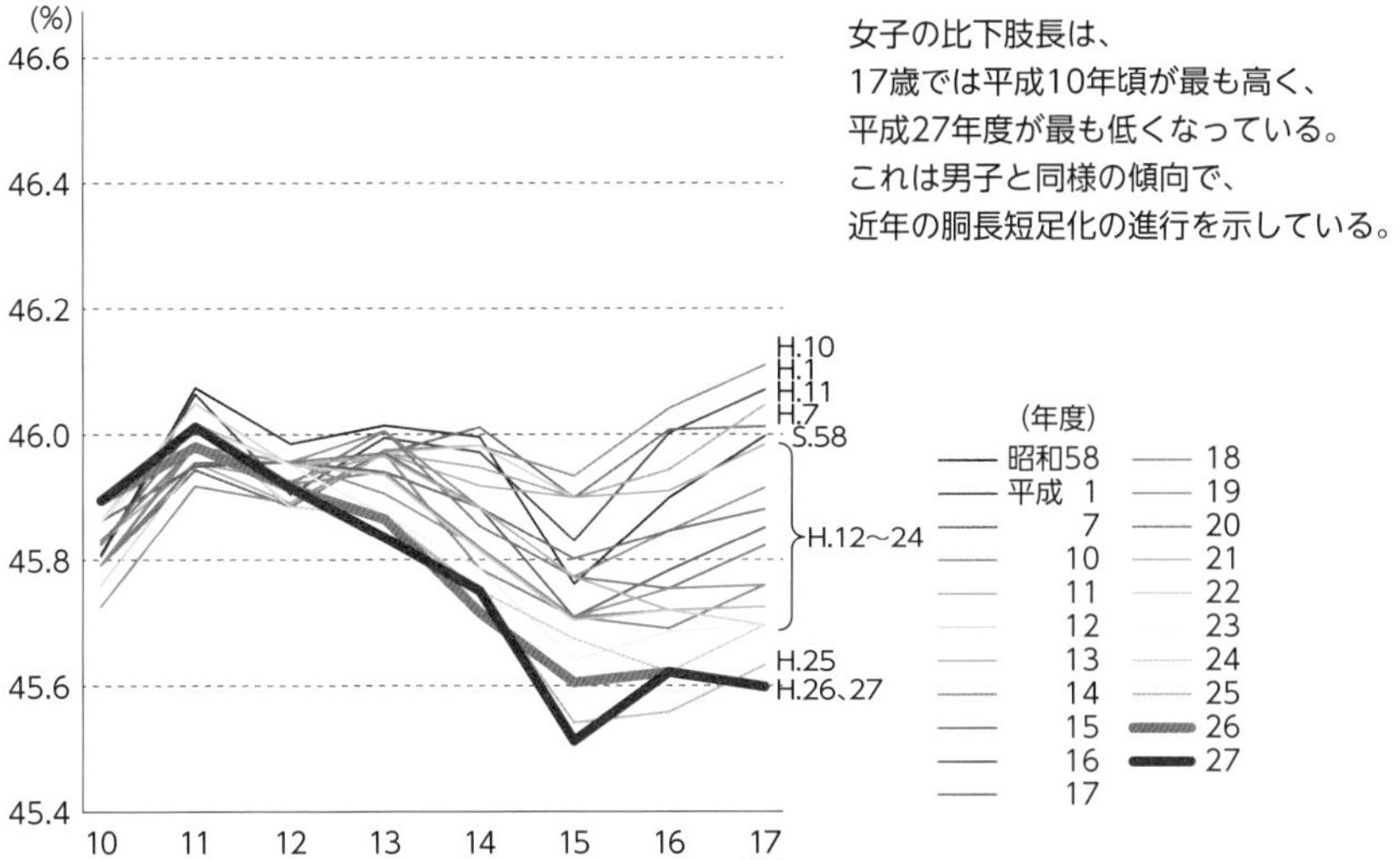

女子の比下肢長は、
17歳では平成10年頃が最も高く、
平成27年度が最も低くなっている。
これは男子と同様の傾向で、
近年の胴長短足化の進行を示している。

から実に1年ごとに、比下肢長が下がっていて、男女ともに胴長短足傾向が進んでいることがよくわかります。

子どもたちのプロポーションを変えた大きな要因とは?

こうした足の長さの急激な変化は、いったい何によってもたらされたのでしょうか?

さまざまな意見があるかと思いますが、平成10（1998）年頃から突然始まった足が伸びないことによる胴長短足化の現象を説明できる根本要因は、一つしかありません。子どもたちの生活に深く入り込み、その生活習慣に大きな影響をもたらしたものとは?

そうです! 携帯電話やテレビゲームなどの電子機器です。とくにスマートフォンが登場してからは、大人もそうですが子どもたちの生活は大きく変わりました。

たとえば、夜遅くまでゲームをしたりメールのやり取りをしたりして、就寝時刻が遅くなる現象が報告されています。就寝時刻が遅くなれば、当然起床時刻に影響します。起きるのが遅くなれば朝ごはんが食べられません。ボーッとした頭で登校し、また暇さえあればスマホを取り出すという習慣は運動不足を引き起こし、からだの健康はもとより精神的健康にも害を及ぼしています。

スマートフォンの夜間使用、それも長時間使用が元凶となって、生活全般に悪循環をもたらしているのです。まさに現代は、子どもたちが大きな健康危機にさらされている時代と言っても過言ではありません。

スマートフォンの画面からは、ブルーライトと呼ばれる強いエネルギーを持った光が放出されています。これが脳に影響を及ぼし、健康面のみならず精神面も、さらには「スタイル」にまで弊害をもたらしているのです。

スマホのブルーライトが足の長さにも影響!?

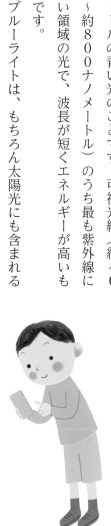

ブルーライトとは、波長が380～500ナノメートルの青い光のことです。可視光線（約400～約800ナノメートル）のうち最も紫外線に近い領域の光で、波長が短くエネルギーが高いものです。

ブルーライトは、もちろん太陽光にも含まれるものですが、近年普及しているLED照明や、パ

ソコン、テレビ、スマートフォンのバックライトなどに多く含まれています。とくに近距離で使用するスマートフォンでは、目の疲れや精神的疲労の原因となります。エネルギーが高いため、夜間や就寝前に長時間見続けることにより、目から入ったブルーライトが脳に作用して体内時計のリズムを乱し、睡眠障害などを引き起こすと考えられています。

　脳を興奮させるブルーライトを見続けた後の眠りでは、深い睡眠段階に到達することができません。すると、成長ホルモンが十分に分泌されないという事態に陥ります。

　成長ホルモンは、就寝後1時間から3時間の分泌量が多く、とくに最初の90分間に迎える深い眠りの「ノンレム睡眠」の時にピークとなります。目から入ったブルーライトの刺激によって、この深い睡眠段階が得られなくなると、成長ホルモンは分泌されません。

　成長ホルモンが分泌されなければ身長が伸びないことになりますが、思春期後半で伸びるのは「足」なのです。小学生後半から中学生にかけて、ちょうどスマートフォンを自由に使い始める時期が足の伸びる大切な時期と重なって、その時期の足の発育がブルーライトの影響で

●体内時計を狂わせるブルーライト

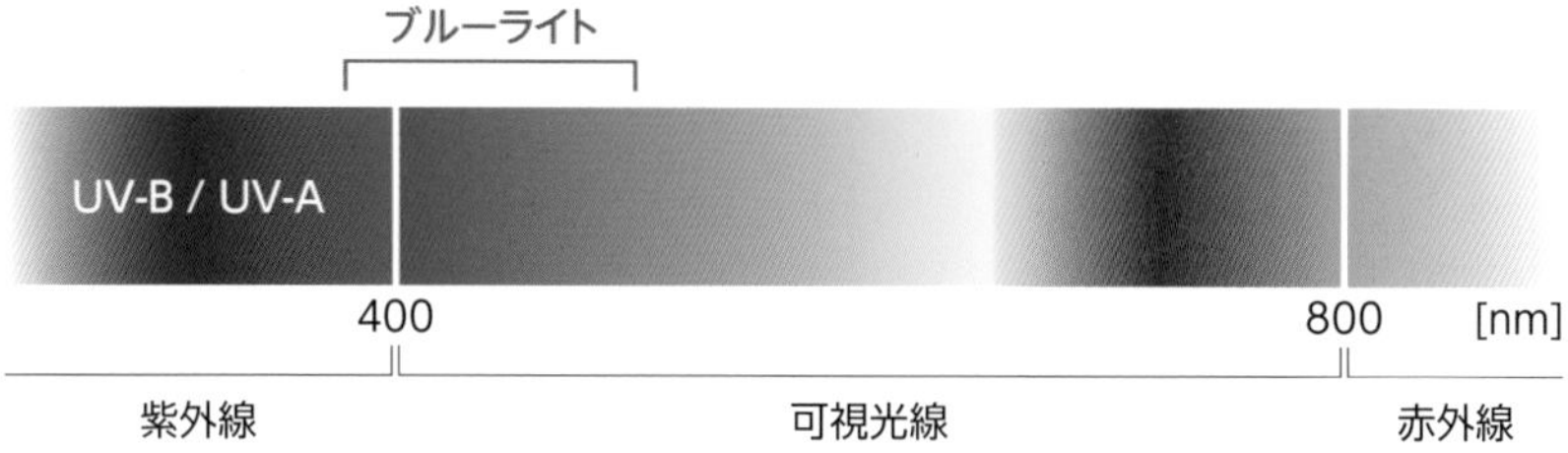

ブルーライトは、約380～500nmの波長の紫外線に限りなく近い可視光線。
脳の中枢まで到達し、体内時計を狂わせる。

阻害されることになります。

さらに、夜更かしで睡眠時間を短くしていることも重なって、成長ホルモンが十分に分泌されず、近年の子どもたちのプロポーションの変化を引き起こしていると考えられます。

ブルーライトが、目とからだの両方にさまざまな影響を与えることは、すでに多くの科学的検証がなされています。

子どもにスマートフォンを使わせてはいけないのか

それでは、発育のためにスマートフォンは使ってはいけないのでしょうか？

そんなことはありません。今やスマートフォンは、生活に欠かせない存在になっています。「正しく使う」ことを心がければ、発育には影響ありません。「正しく」とは、長時間使用しない、ついつい長くなるゲームなどは時間を決める、朝から夜9時くらいまでの使用にとどめる、などです。そして、これまでも述べてきたように、とくに夜間の使用をできるだけ控えることが、足の発育を促すために最も必要なことです。

発育を第一に考えたスマートフォンの使い方は、「早寝・早起き・朝ごはん」にもつながります。早く寝れば早く起きられ、その分しっかり朝ごはんが食べられます。朝食を摂ることで頭も働き、からだも元気になります。すると1日、からだもよく動き、運動不足にもなりません。

そして、朝はしっかり太陽の光を浴び、からだを動かすことです。夜はテレビなど光を発するものを長時間見ないようにして、できるだけ早めに電気を消して眠ります。

要は、生活習慣を確立した中でスマートフォンを使いこなす、というスタンスをとることが大切です。スマートフォンに生活が左右されるのではなく、自分の生活の中の便利なツールとして使う。それこそスマートな使い方といえます。

お子さんと一緒に、発育と生活習慣との関連について、話す機会をぜひつくってください。

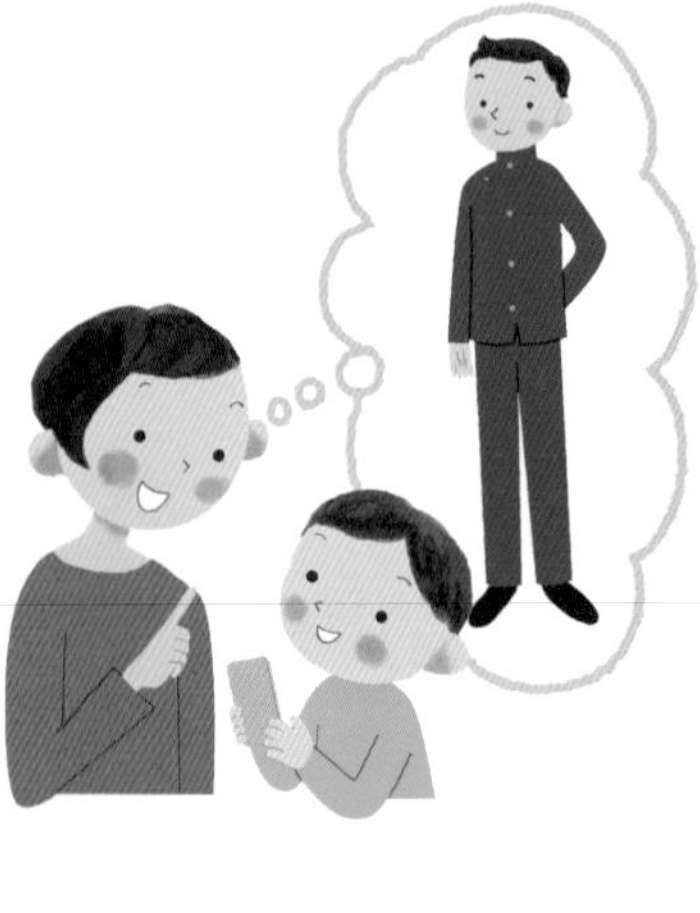

Q 身長は遺伝の要素が大きいのではないですか？

A

いいえ。一言で言えば、遺伝よりも生活環境が影響します。人によって異なりますが、遺伝は大体25％程度で、生まれてからの生活環境のほうが大きな影響を及ぼすのです。しかも、子どもの発育は、小さい時こそ環境に左右されます。

もし、食糧難の時代や地域に生まれたら、子どもは身長も体重も増えません。食物が十分に与えられなければ、生きていくことだけに栄養が使われ、発育にはまわりません。

現代の日本では、子どもが食糧難に遭遇することは、虐待などの特殊な例を除けば滅多にないことですが、それでも食事の偏りがあったり、十分な睡眠が得られなかったり、運動の機会がなかったりすると、身長は伸びず、体重も増えないか逆に肥満になったりすることもあり、両親とは全く異なる体型になるかもしれません。

もちろん、もともと身長が高くなる遺伝子があり、食事・運動・睡眠のバランスのとれた生活を送れば、その素質を十分に発揮して高身長になる可能性は大きいといえます。しかし、両親が低身長であっても、生活環境が整ってストレスも少ない状態で発育できれば、両親より高身長になることもあります。

また、その両親さえ、実は遺伝的に身長が伸びる要素を持っていたにもかかわらず、子ども時代の環境によってそれが発揮できなかった可能性もあります。もし、発育期に戦争などが起これば、子どもは心身ともに大きなストレスに遭遇し、発育は促進されません。

遺伝的要素を否定するわけではありませんが、環境の影響も非常に大きいことを知っておくべきです。

PART 2

子どものスタイルはどうすればよくなる?

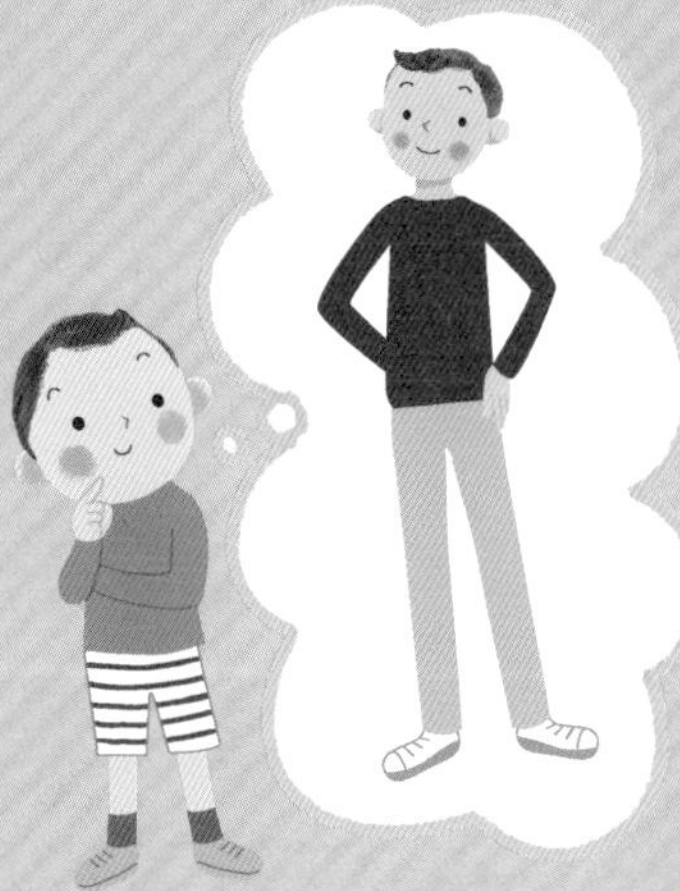

「スタイルがよい」は身長が高いことではない

「スタイルがよい」とは、どういうことでしょうか。〈PART1〉でも記載しましたが、単に身長だけ伸ばしても、体全体のバランスが美しくないと、スタイルがよいとはいえません。スタイルのよしあしは、あくまでもバランスが大切ということだと思います。単に身長が高いことは、たとえばスポーツの世界でも通用しないことが多いものです。

スポーツと言ってもさまざまな種目があります。そしてそのスポーツ独特の望ましい体型というものがあり、さらに一つのスポーツでも、団体競技であればいろいろな体型の選手が必要な場合もあります。バスケットボールなど、一見身長が高ければ有利と思われがちのスポーツでさえも、その間を潜り抜けて素早い動きで活躍する小柄な選手も必要なのです。サッカーもラグビーもしかりです。

とはいえ、せっかく持って生まれた子どもの資質を十分に伸ばしてあげたいと思うのが通常の親心でしょう。なにもわざわざ、身長を低くさせたり足が伸びないような育て方をしたりするはずがありません。あるスポーツが好きで、熱心にやった結果として獲得された体型であるなら、そしてその体型がそのスポーツに有利に働くのであれば、それはそれ

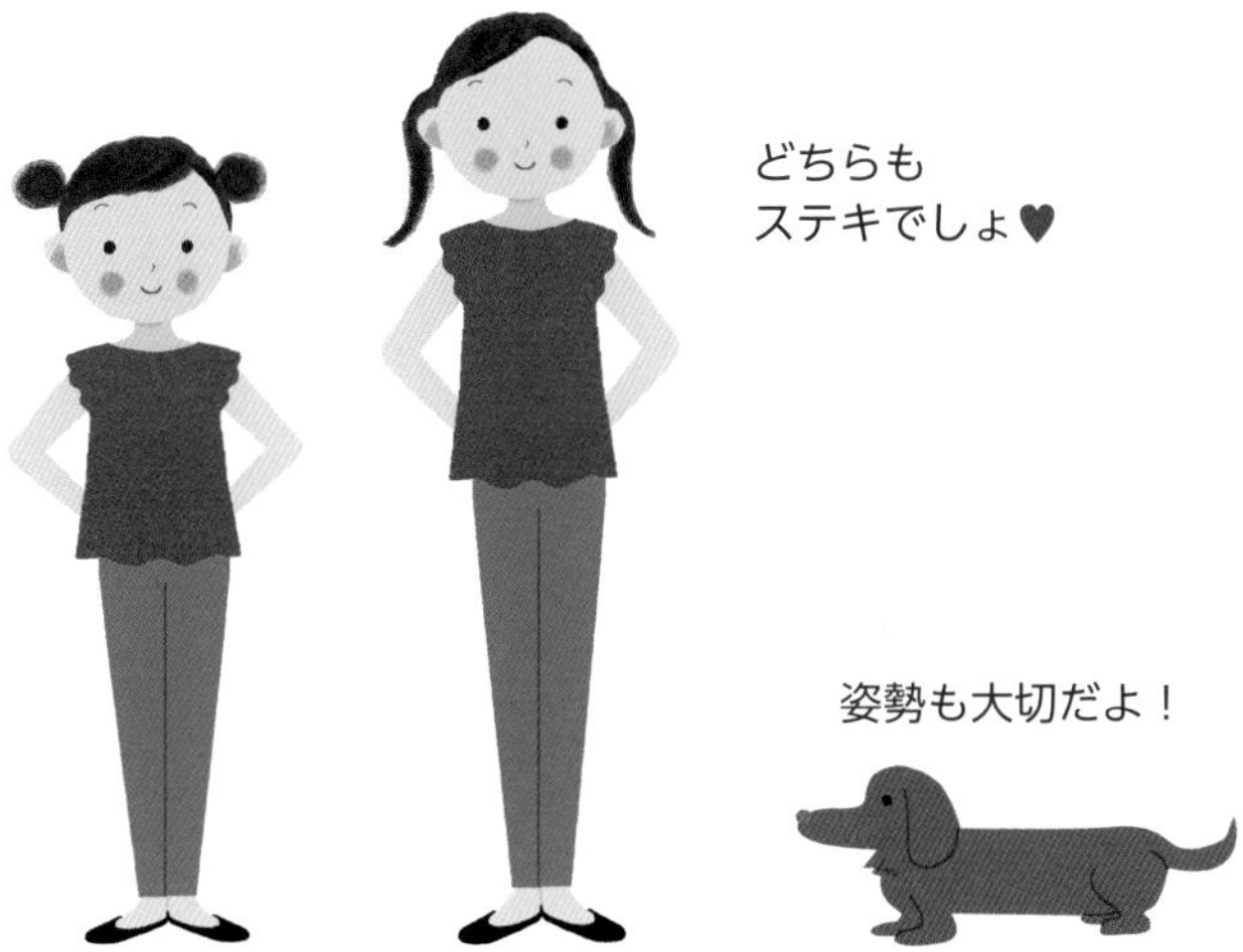

でよいということです。

しかし、〈ＰＡＲＴ４〉の運動と発育のところ（１００ページ）で詳しく述べますが、小学生になる前から何かのスポーツを専門的にやらせたり、身長が伸びている時期に筋力トレーニングを過度に行ったりすると、骨の伸びが妨げられ、身長が低く抑えられることはわかっています。そうしたことに気を付けながら素質を伸ばしていくことが一般的には求められますが、運動神経の特別発達している子どもは、じっとしていろと言ってもどんどん動き回ってしまいます。

たとえば、一流の体操選手などは小さい頃から素質を見込まれて鍛えられ、また自らもいろいろな技に挑戦していくことで筋肉が発達しますが、それは身長にも影響するでしょう。こうした生まれ持っている特別な資質は抑える必要もなく、結果的に身長がそれほど伸びないとしても、パフォーマンスにはかえって有利に働くものです。体操選手が平均的に高身長ではないことからもわかると思います。

しかしそうであっても、からだのバランスは大切であり、審美的な要素でもあるのです。親としては、その子の素質を十分に生かして、身長や足を伸ばしてあげたいと望むことでしょう。足がどのように伸びるのかは後ほど説明しますが、その前に、子どもの身体発育について必要な知識を身につけましょう。発育を知れば、正しい判断ができます。

子どもは勝手に大きくはなりますが、発育についての知識を持っている育て方とそうでない育て方とでは、結果が大いに異なってくることがあります。足も含めて身長の伸びる時期は限られています。そして「身長は取り返しがつかない」のです。

子どもの身長は伸びる時期に偏りがある

身長は、一般的には左ページの図のように伸びていきます。左側の図が実際の身長の値、右側の図が発育速度（年間増加量）です。

人生の中で、身長がぐんと伸びる時期が2度あります。第一は生まれてからの1年間。身長約50センチで生まれた赤ちゃんは、生後1年で約1・5倍の75センチまで成長します。成長速度はここで少し落ちますが、「車は急に止まれない」のと同様に、速度は徐々に落ちていきます。そして4歳になる頃には、生まれた時の約2倍、1メートルに達します。

●身長はいつどのように伸びるのか

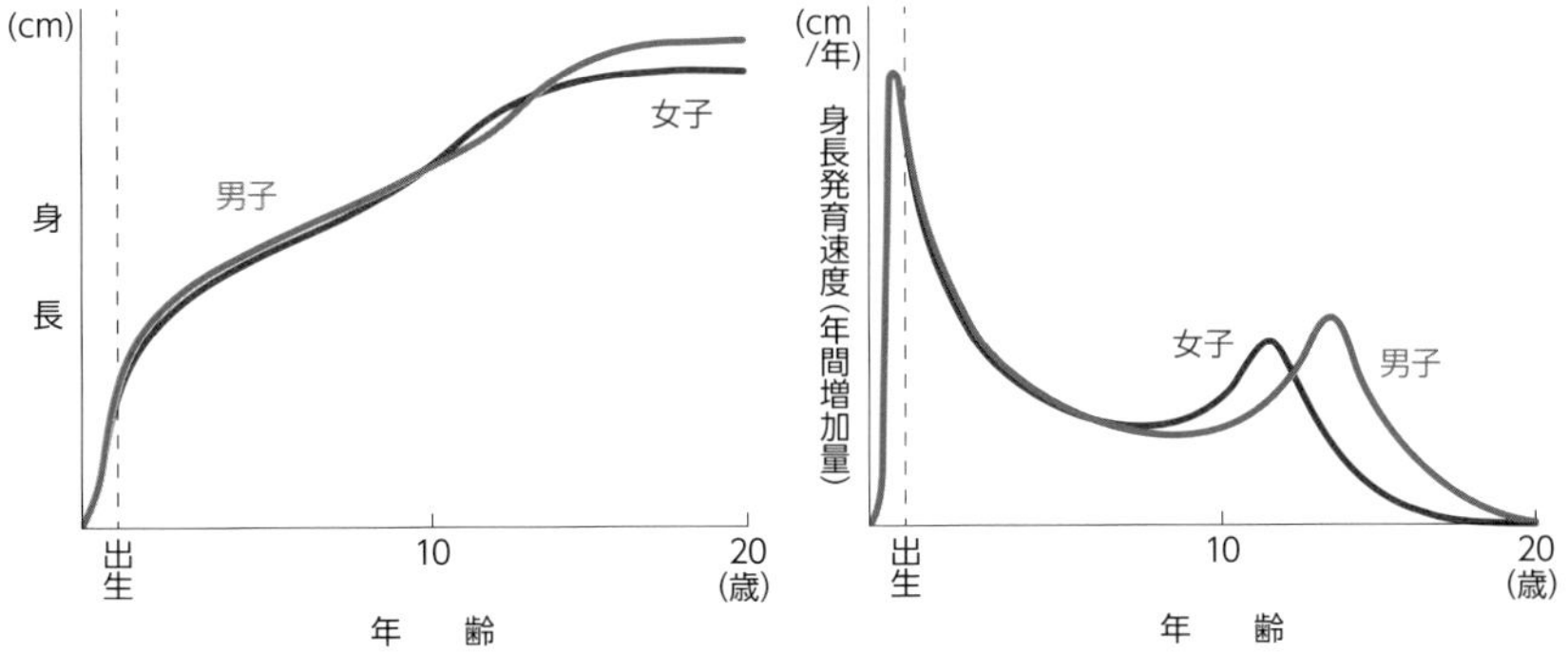

出典：高石昌弘ら『からだの発達』（大修館書店、1993）「身長の発育曲線（模式図）」より

左は身長が伸びる様子、右は年間増加量（1年間に伸びる量）を表す。これは模式図なので、実際はこのように滑らかではなく個人差もあるが、おおかたこのような経過をたどる。

ここからは少し増加が緩やかになります。

4歳から思春期のスパートに至るまでは、身長の伸びは年間約5～6センチ程度ですが、とくに男子の場合、6歳前後にミッド・グロース・スパート《mid-growth spurt》といわれる短い期間の身長急伸が見られることもあります。しかし、これは本当の意味での第二の成長期ではなく、急伸した後また落ち着いて、やがて思春期のスパートといわれる時期が訪れます。

第二の成長期は、思春期の身長スパートという大きな身長急伸が見られる時期です。男子も女子もほぼ9歳までは体格に大きな違いはありませんが、平均的に9歳半くらいから女子は身長の急伸が見られるようになり、男子を追い抜きます。女子はこの頃には胸が少し膨らんできます。

男子は、女子より1年半から2年くらい遅れて身長のスパートが始まります。しかも伸びが大きいので女子を追い抜きます。図の増加量を見れば、男子のピークが高いのがわかるでしょう。そして、最終的には男子のほうが平均値では身長が高くなります。

現在、日本の高校3年生男子の平均身長は171センチ台、女子は158センチ台となっています。しかし前述のように、現在の平均値は過去の最も高い値よりも男女とも数ミリ下がっています。

男の子と女の子 それぞれの発育の特徴とは

男の子、女の子にはそれぞれ発育の特徴があります。

出生時の体重は、男女で大きな差はありません。現在、この出生体重と身長は、平均値で見るとピーク時よりも次第に下がってきています。それは多胎児が多くなったことや、計画出産（産科の都合によることもある）の影響が大きいうえに、母親が妊娠中にダイエットをして太らないようにするなどの間違った対応が原因の場合もあります。昔から、赤ちゃんは3キロ、50センチで生まれてくると言われていますが、今は平均的には少し小さくなっているということです。

大差のない体格で生まれた男女ですが、小学校に入って体重が30キロくらいになると、次第にからだの「中身」に違いが表れます。これは身体組成と言いますが、決して難しい細かな成分組成のことではなく、からだを構成する要素を「脂肪」と「脂肪でない部分」

というたった2つの要素に分けて考えるのです。脂肪でない部分は「除脂肪」といって、脂肪を除いた部分のことです。この大部分は、骨や筋肉、血液など、からだの重要な要素が含まれます。この比率が、男女で異なってくるのです。

女子は、平均的には9歳を過ぎると、同じ体重増加でも、男子より脂肪の占める割合が多くなります。身長が急に伸び始める身長スパートの頃にはすでに胸がほんの少し膨らんでいますが、この頃から女子としての成熟が始まっているため、からだに脂肪が占める割合が徐々に増えて、女性らしいからだつきに変わっていきます。

ただし、身長の伸びる速度が最大になる頃は、その変化はあまり急速ではありません。身長が最大に伸びた頃に、今度は体重がスパートを開始します。そこから女子は成熟も加速し、女性ホルモンの働きで脂肪がさらに増えて、やがて身長が少し止まったかなと思う頃、初経が見られます。

その後は、身長は次第に伸びなくなりますが、例外もあります。普通、初経の後の身長の伸びは3、4センチ程度ですが、なかには10センチ以上も伸びるお子さんがいるのです。また、身長スパートと体重スパートが同時に始まるケースもあります。

私の研究から感覚的に把握していることは、発育は大体10人に一人くらいは「例外」があるということで、絶対こうなる、ということは言えないのが発育の現状です。しかし、9割程度は身長スパート、体重スパート、初経という経過をたどります。

男子の場合は、体重30キロを過ぎた頃に、少しずつ男性ホルモンが出始めます。そして11歳くらいになると、脂肪に対して除脂肪（骨、筋肉、血液など）がぐんと増え、男性ホルモンの働きで、次第に男性らしいからだつきに変わっていきます。

順序としては、女子と同様に身長スパートが先というのが9割程度ですが、中には体重が先にスパートする場合もあります。また、女子に比べて身長スパートと体重スパートの間隔が小さく、ほぼ同時または1年くらい身長スパートが先というのが一般的です。

男子の場合、とくに注意が必要なのは、身長の伸びる時期に関節に負荷をかける筋力トレーニングをやり過ぎない、ということです。身長スパートが始まって最大発育期に達する頃は、骨がぐんぐん長軸方向に伸びていますので、骨そのものは弱くなっているということを忘れてはなりません。

骨が盛んに伸びている時期に過度な筋力トレーニング、とくに負荷を大きくするウエイトトレーニングなどをすると、関節を痛めてしまいます。スポーツ選手であれば、強くなりたい気持ちは誰でもありますが、身長がある程度伸びるまでは、とにかく「やり過ぎない」ことが、将来的には大切です。

最終身長は遺伝もありますが、生活の仕方によって大きく違ってきます。周囲の大人はあまり神経質にならず、しかしきちんと発育段階を見極めながら、健やかな発育を支援していただきたいと思います。

座高の測定をやめてはいけない大事な理由

身長は、ほとんどが縦の骨の合計から得られる値ですが、上体と下体に分けて考える視点が必要です。上体は座高、下体は下肢長、つまり足の長さとして話を進めましょう。

今のお父さん、お母さん方は皆、学校で座高を測定されたことと思います。しかし、どうして座高を測るのだろうと思われたことはありませんか?

実は、「どうして」ということがきちんと説明されてこなかったために、とうとう座高は平成27(2015)年度を最後に、学校における健康診断の測定項目から外されてしまいました。長年蓄積された日本の子どものデータ、それも男女別学年別の貴重なデータが途絶えてしまったのです。

これはとんでもないことですが、研究者の側にも、座高測定の意義を誰にでもわかるように説明してこなかったという落ち度があることは認めざるを得ません。

身長は縦の骨の合計で、それらは均一に伸びるものではないので、どの部分が伸びているかを知るには、少なくとも座高を測ることが不可欠です。今、身長に寄与するどの部分が伸びているのかで、発育段階を知ることもできますし、今後まだ身長が伸びるのかどうかも予測することができます。

座高の測定値は、決して机や椅子の高さを決めるためだけに用いられるものではありません。戦前は座高が高いことが頑強なからだの証明になり、徴兵検査に影響したなどと言われていますが、これが本当かどうかはともかくとして、発育学的にも、また子どもの現在の状態を知るためにも、からだのどの部分が発育しているのかを知ることは非常に重要なのです。

〈PART1〉にも記載しましたが、近年の日本の子どもの身長平均値はピーク時よりも下がっています。一方、座高の平均値は年齢が上がるとまだ上がっています。そして、身長の低下は「足が伸びていない」ことに原因があることが、【身長 − 座高 ＝ 下肢長（足の長さ）】を求めることで証明されています。

しかも、「身長に占める足の長さの割合」は、なんと30年前の親の世代よりも低下しているのです。このことは、平成23（2011）〜27（2015）年度の学校保健統計調査報告書にも記載されています（15ページ参照）。

筆者が非常に不思議に思うことは、文部科学省の学校保健統計調査報告書（現在はウェブでも掲載）にもきちんと指摘されていることなのに、そして、胴長短足化というプロポーションの変化が年々進行している最中であるというのに、なぜ座高の測定を中止してしまったのか、ということです。ただし、その代わりということなのか、「身長体重成長曲線を作成しましょう」ということが学校現場に推奨されています。

この成長曲線の作成については後から詳しく説明しますが、これによって一人ひとりの発育状態や健康状態がわかるため必要である、としています。これは非常によいことで、これまで単に身体測定するだけで、その結果を子どもたち一人ひとりの健康のためにあまり役立ててこなかったことを反省し、今後は身体計測値から健康を見守るというスタンスに方向転換しようとしたものと考えられます。

しかし、座高のデータがなくなってしまったら、今後日本の子どものプロポーションがどのように変化していくのか、追跡することが不可能となってしまうのです。このことは実に悔やまれます。

これまでに明らかになっているデータを最大限に活用すると、「身長に占める足の長さの割合」は、男女ともに10歳くらいまでは親の世代よりも高い傾向で、しかも過去最高に足の長さの割合が高い傾向なのに、それ以降の思春期中盤から後半にかけて、親の世代よりも身長に占める足の長さの割合が大きく減少し、男女とも急速に胴長短足化していることが明らかです。

ところが現在は、座高の測定を中止してしまったために、大変残念ながらこのような重大な変化

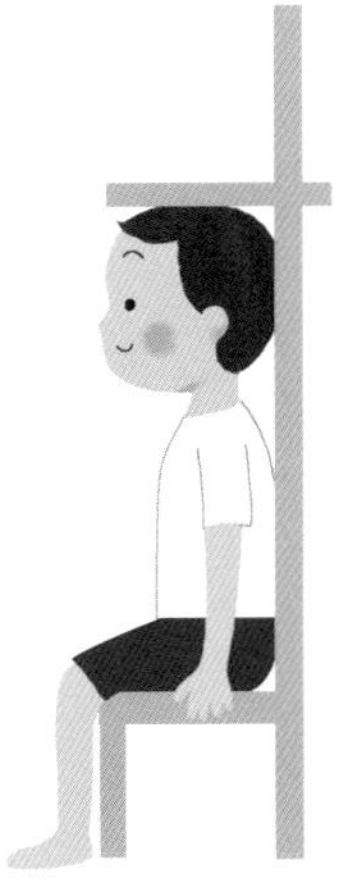

が把握できません。この先、子どもたちのプロポーションがどう変化していくのかを知るために、くどいようですが、やはり座高の測定は必要であると思われます。

また、単にプロポーションを知るためだけではなく、プロポーションの変化を引き起こしている原因は何か、どうすれば再び足を伸ばすことができるのかを考えるためにも、座高のデータは非常に重要です。

座高と足は別の時期に伸びている

ヒトの発育は常に一定の速度で進むわけではありません。発育が促進される時期と、そうでもない時期があります。また、身長と体重は1年のうち全く異なる時期に発育が促進されます。

日本では、身長は春夏の増加が多く見られ、体重は秋冬増加が多く見られます。そして、それが日本という地域に住む者の正常な季節変動です（季節変動については〈ＰＡＲＴ３〉で説明します）。それでは、身長の発育のうちで足はいつ伸びるのでしょうか？

左の図を見てください。これは、私が自分の子ども（女児）を5年間、毎日、朝と夜の2回測り続けた身長と座高の図です。身長と座高の関係がよくわかるように、左側に身長

●女児の身長と座高を1日2回（朝夜）5年間測定した結果より

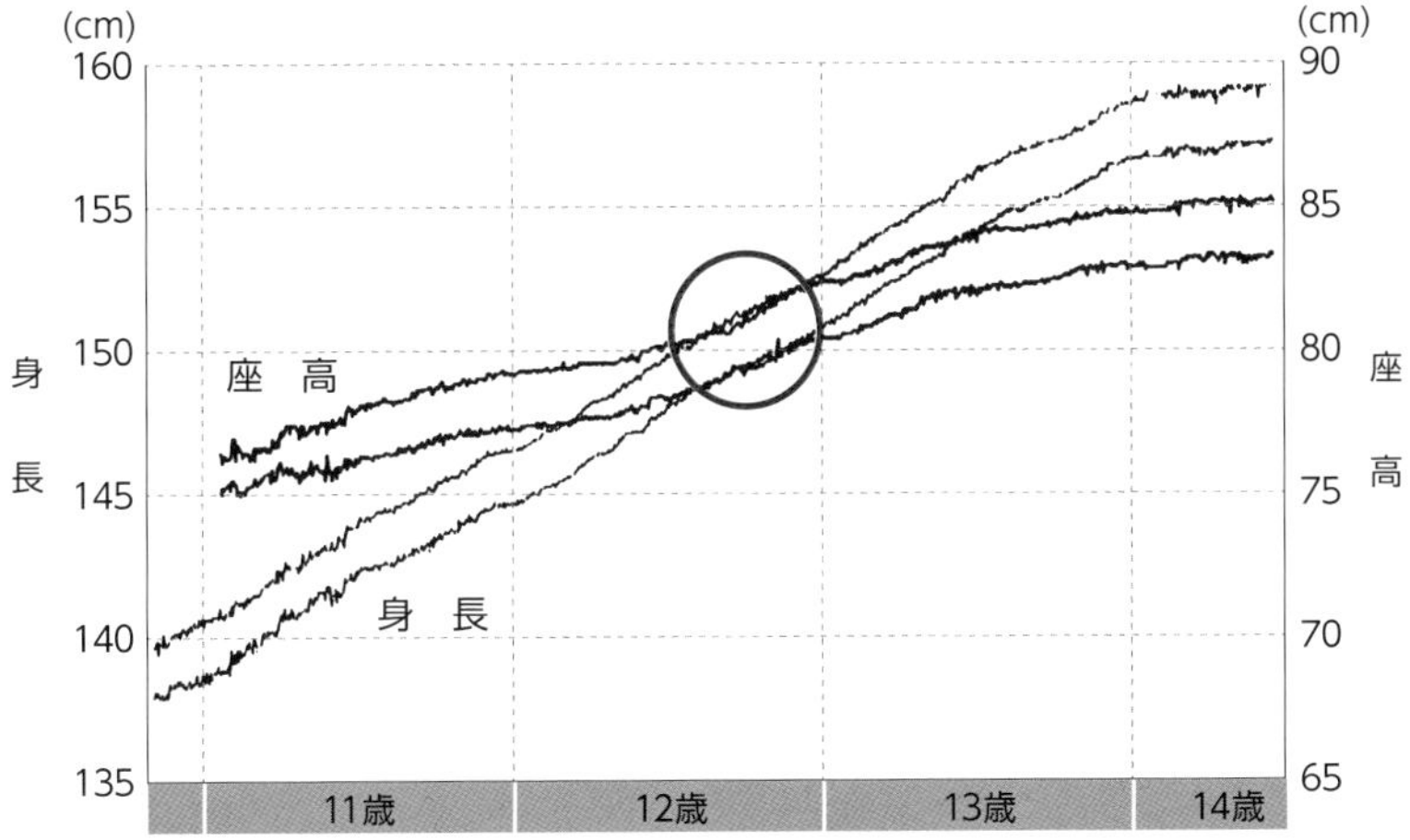

身長と座高の発育の経過から、身長の伸びは、図の前半は座高ではなく足の伸びの寄与が大きく、中程（○の部分）は座高が身長の伸びと一致し、後半は再び足が寄与していることがわかる。

軸、右側に座高軸をとって、目盛の間隔を同じにして比較しています。

まず注目していただきたいのは、身長も座高も上と下の2本の線に分かれていることです。上が朝の測定値で、下が夜の測定値です。身長は朝高く、夜低くなります。朝起きてすぐに測定した身長と座高が、夜の値とこんなに違うというのは驚きですね。これは身長の日内変動といわれるものです。身長に見られる日内変動は、座高の変化に起因しているということになります。座高の伸び縮みが身長に反映されているのです。

次に、図を身長と座高の伸び方に注目して眺めてください。実はこの子どもは晩熟型で、10歳半くらいから身長は毎年6センチくらい伸びていますが、はっきりした身長のスパートが見られず、14歳を過ぎて伸びがストップしてしまいます（この時初経が発来しました）。あまり一般的な例とは言えませんが、おかげで（？）身長と座高の関係が非常に明確になっています。

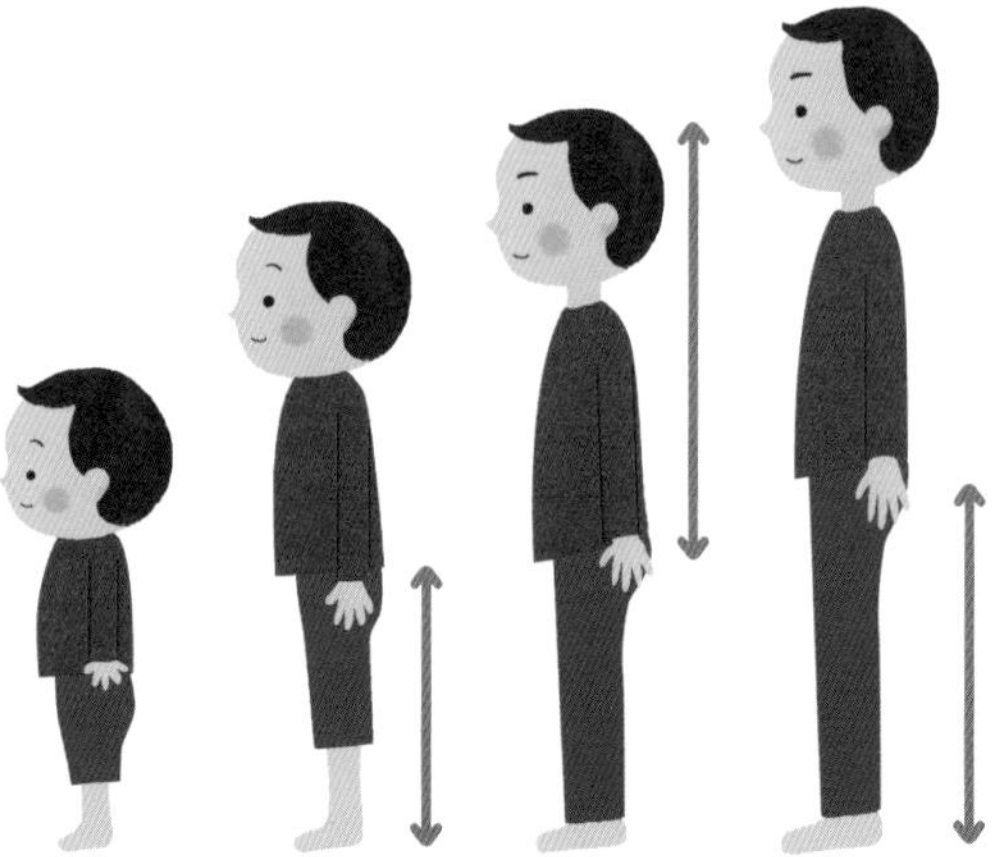

身長は、「足 → 座高 → 足」の順で伸びて高くなる。
最近の子どもは、二度目の足の伸びが少なくなっている。

この子どもの思春期前期（グラフの前半部分）では、身長の伸びと座高の伸びにだいぶ差があります。どういうことかというと、身長が伸びているのに座高がそれほど伸びていないわけで、「足」が伸びて身長に寄与している、と考えられます。

ところが、グラフの真ん中付近の○で囲ったあたりになると、身長の伸びと座高の伸びはぴったり重なっています。これは、身長の伸びは座高の伸びによってもたらされ、足は伸びていないということになります。この期間はわずか3～4か月です。

そしてさらに後半を見ると、座高の伸びは鈍くなっていますが、身長は伸びています。これはすなわち「足」が再び伸びたということを示しています。

このように、身長と座高を測ることによって、上体と下体の伸びる時期は異なることがわかります。思春期には足がまず伸びはじめ（見た目でスラリとスタイルがよくなる）、続いて座高がぐんと伸び、その後また足が伸びる、

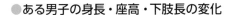

●ある男子の身長・座高・下肢長の変化

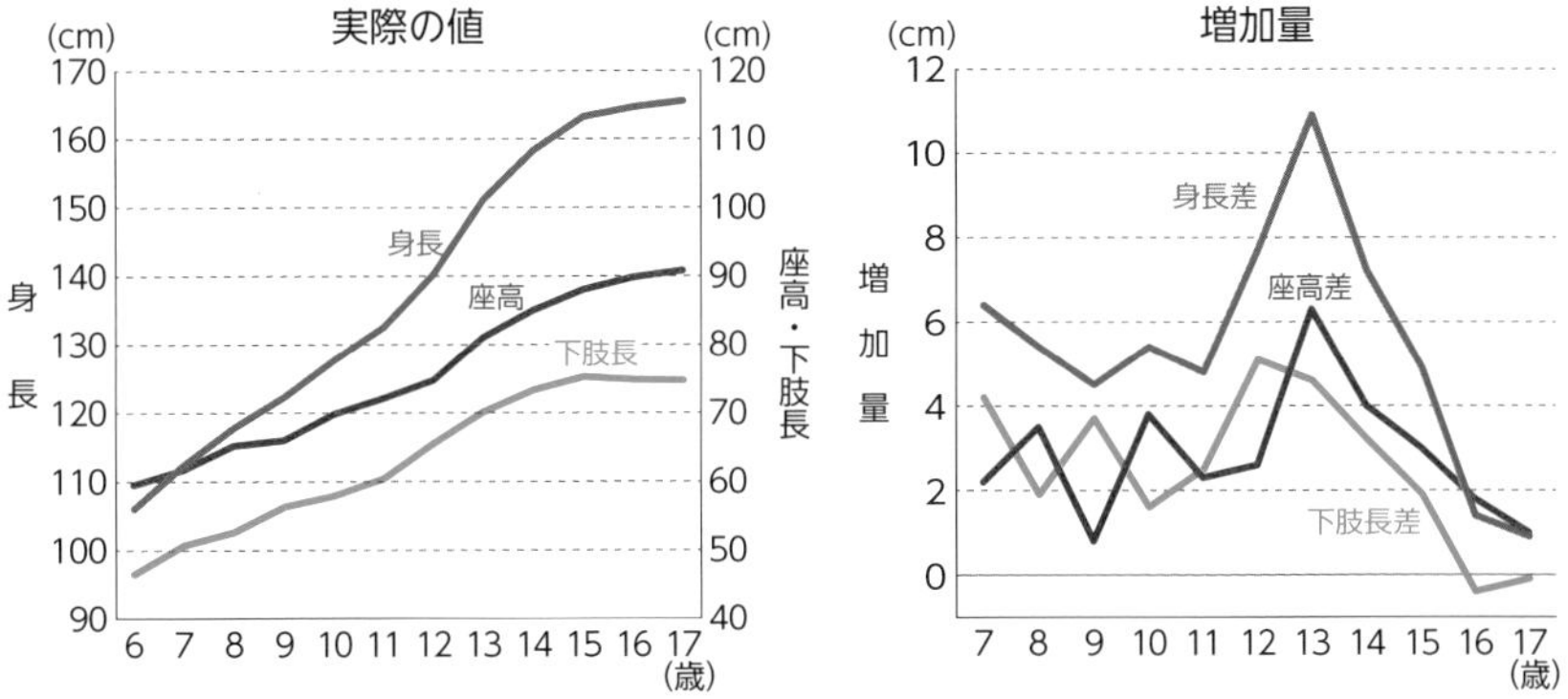

左は身長・座高・下肢長の発育経過、右は1年ごとの増加量。身長が最大発育期（右図のピークの部分）を過ぎると、下肢長の伸びが減少し、従来のような再度の伸びが見られなくなっている。

という3段階で進行することが明らかになるのです。

もちろん、発育には例外があり、この話がすべての子どもに当てはまるわけではありません。しかし、この当時（平成初めころです）はこうした3段階の発育パターンが一般的でした。

ところが、私どもがある中高一貫校において、生徒の身長、体重、座高を継続測定していたなかで、2018年4月に高校3年生になった生徒たちの小学1年生から高校3年生までの身体計測値を用いて、身長、座高、下肢長（身長から座高を引いた値）の変化を一人ずつグラフに表してみると、なんと多くの生徒が、中学後半から高校にかけて下肢長の伸びが非常に悪くなっていることがわかりました。

上の図の例では、最初に下肢長の伸びが大きくなり、すぐに座高も伸びて身長が最大発育を示しています。座高はその後も比較的伸びていますが、下肢長は14歳を過ぎると伸びが少なくなってしまいます。

これは男子の例ですので、本来であれば14歳以降、足がもっと伸びることが期待できるのですが、その時期に伸びていない……。これは大変もったいないことだと思います。何かしら人工的な要素が、足の伸びを止めてしまっている、としか考えられません。

もう一つ、衝撃的な図をお目にかけます。左ページの図は、ある中高一貫の女子校の30年を経た生徒の身長と座高、下肢長の平均値の変化を比べたものです。

30年前といえば、２０１５年度に高校３年生だった生徒の親の世代です。１９８５～86年度に高校３年生だった世代は身長と下肢長の図から身長が高く、足が長かったことがわかります。

２０１５年度の高校３年生は、座高が測定された最後の年の高校３年生ですが、グラフをよく見ると、中学３年生までは30年前の生徒と比べて身長が高くなっています。しかしそれ以降は、30年前の生徒に比べて伸びが少なく、中学1年時の平均値で最も低かった１９８５年度にも高校３年生でわずかに抜かれています。

一方、座高は非常によく伸びています。そのため下肢長は高校3年で最も低い値となりました。これは前述の男子の例と同様で、座高は伸びているが足が伸びない、という近年の傾向を表しています。すなわち、近年はプロポーションが劇的に変化しているのです。

次に、このデータから身長に占める足の長さの割合、すなわち比下肢長を求めてみます。比下肢長はプロポーションを示す指標ですが、その数値が高ければ身長に対して足が長い

30年隔てた中高一貫女子校生の身長・座高・下肢長と比下肢長（平均値）

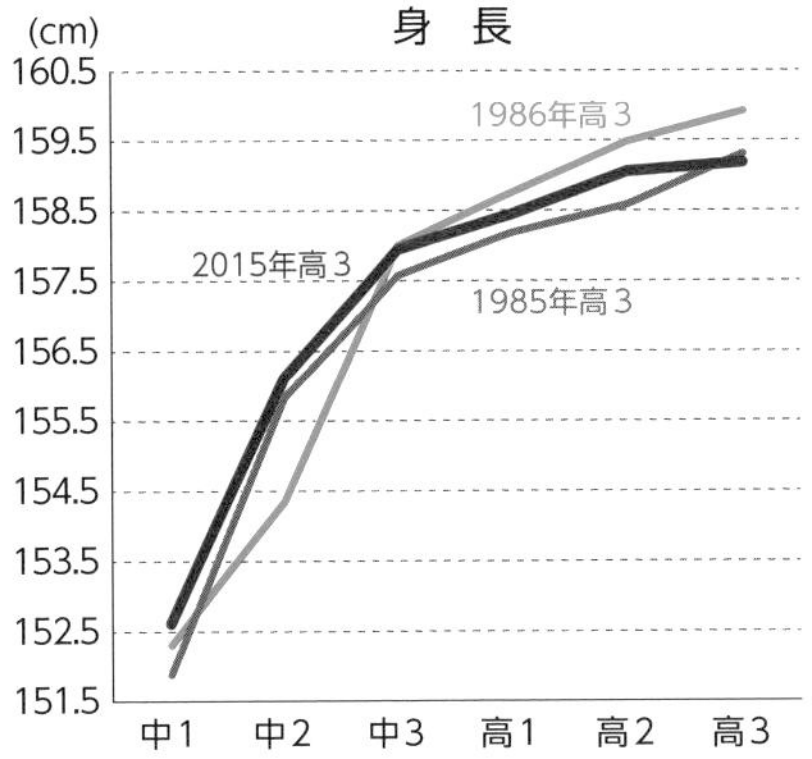

高校3年生の比較では、
・身長は近年の2015年が最も低値
・座高は2015年が最も高値
そのため、下図の下肢長は
2015年が最も低値となっている。
30年前の女子生徒のほうが、
身長が高く足が長い。

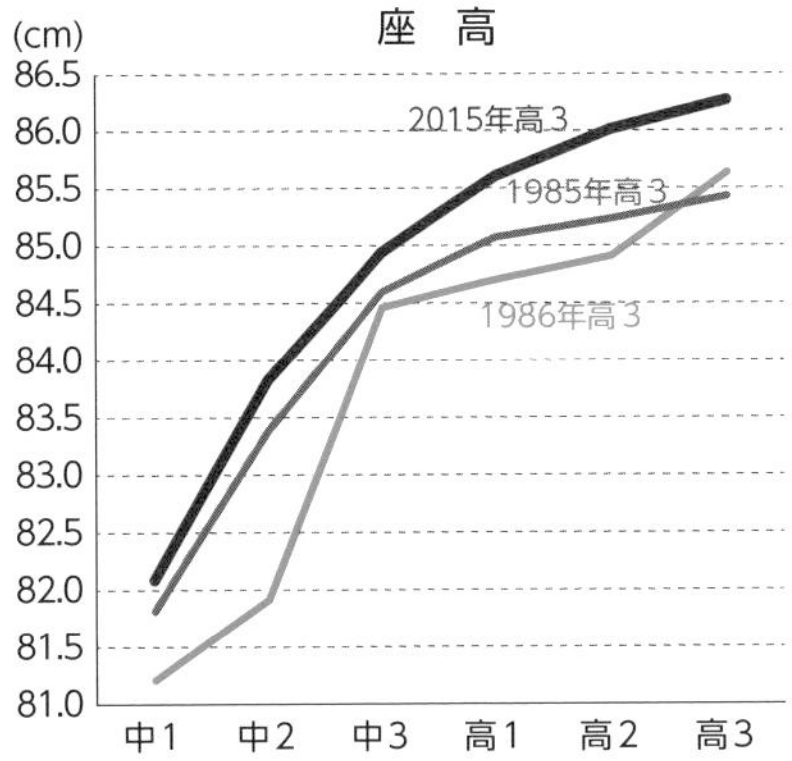

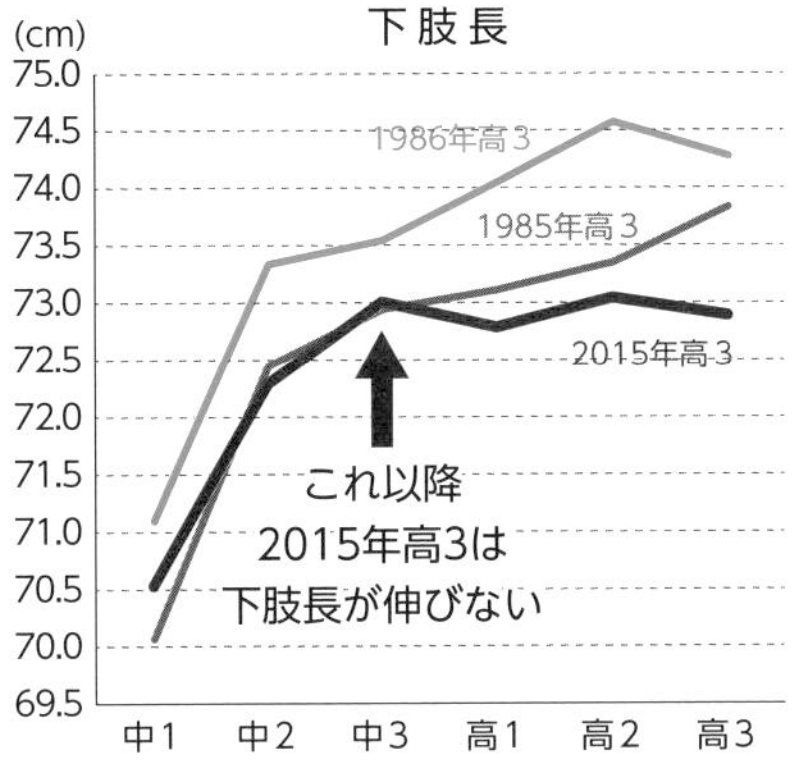

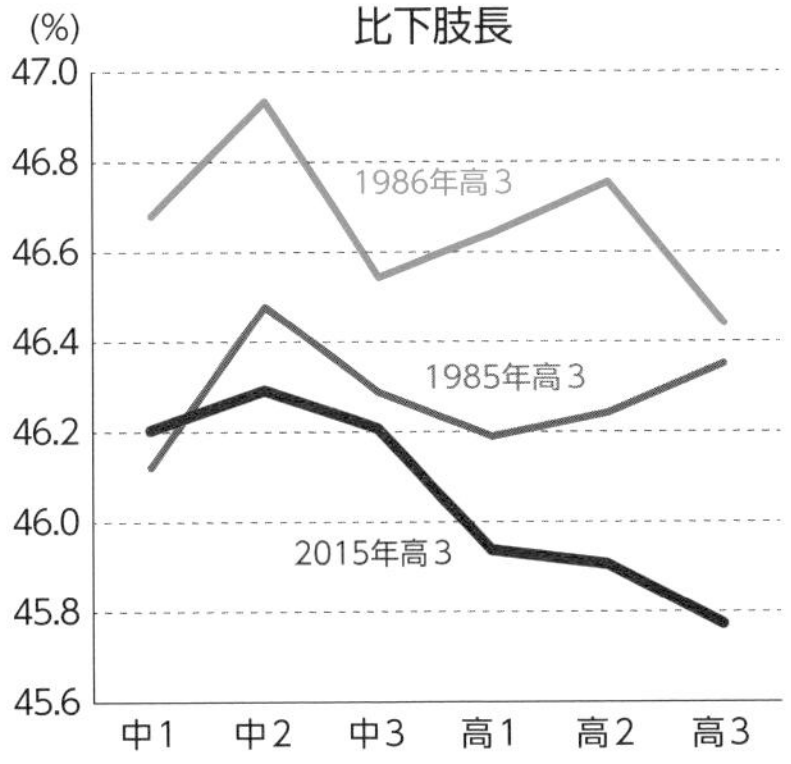

2015年高3の比下肢長の低下は、
30年前と比べて著しい。

傾向にあることがわかります。

１９８５年高３と１９８６年高３の生徒は、１９８６年のほうが身長が高い学年でした。ただし、高３時の比下肢長を比べると、両学年の違いはほとんどありません。しかしながら２０１５年高３の生徒は、中学1年から中学３年生までは30年前の生徒よりも身長が高かったのですが、その後は伸び悩み、高校3年生では最も低くなっていました。そして、比下肢長も０・６％くらい低値を示しています。これは、学校保健統計調査報告書に掲載された全国平均値（15ページの表）とほぼ一致しています。

近年の（といっても座高が測定されていた平成27［２０１５］年度までのデータですが）比下肢長の低下は全国的に見られており、それは**思春期後半で足の伸びが昔に比べて減少している**ことが原因といえるのです。座高はまだ伸びているのですから、思春期後半に足の伸びを促進するような生活をすれば、日本人の身長はまだ伸びる可能性があるのではないかと考えられます。

夜にスマホを見てはいけない これだけの理由

〈ＰＡＲＴ１〉で、スマートフォンの登場が発育に大きな影響を及ぼしていることを記載しました。平成10（1998）年頃から爆発的に普及した携帯電話、さらにスマートフォンの登場により、思春期を迎えた頃の子どもたちが、親の言うことも聞かずに夜遅くまでメール交換したり、ゲームをしたりして強い光のブルーライトを浴び続け、脳の体内時計にまで悪影響をあたえていることが原因ではないかという指摘です。

しかし、スマートフォンは今やほとんどの人にとってなくてはならないものとなっています。生活の一部というより、生活を支えているものと言っても過言ではありません。したがって、単に否定しても始まらず、スマートフォンとの上手な付き合い方を考える必要があります。

スマートフォンの光にはブルーライトが含まれていますが、このブルーライトが目から入って脳に作用し、体内時計を狂わせることが知られています。また、メラトニンの分泌を抑えるため目が冴えて眠れなくなり、たとえ眠っても浅い眠りとなるため、成長ホルモンの分泌が悪くなります。そのため思春期後半に本来は伸びるはずの足が、最近の子どもは伸びなくなっていると推察されま

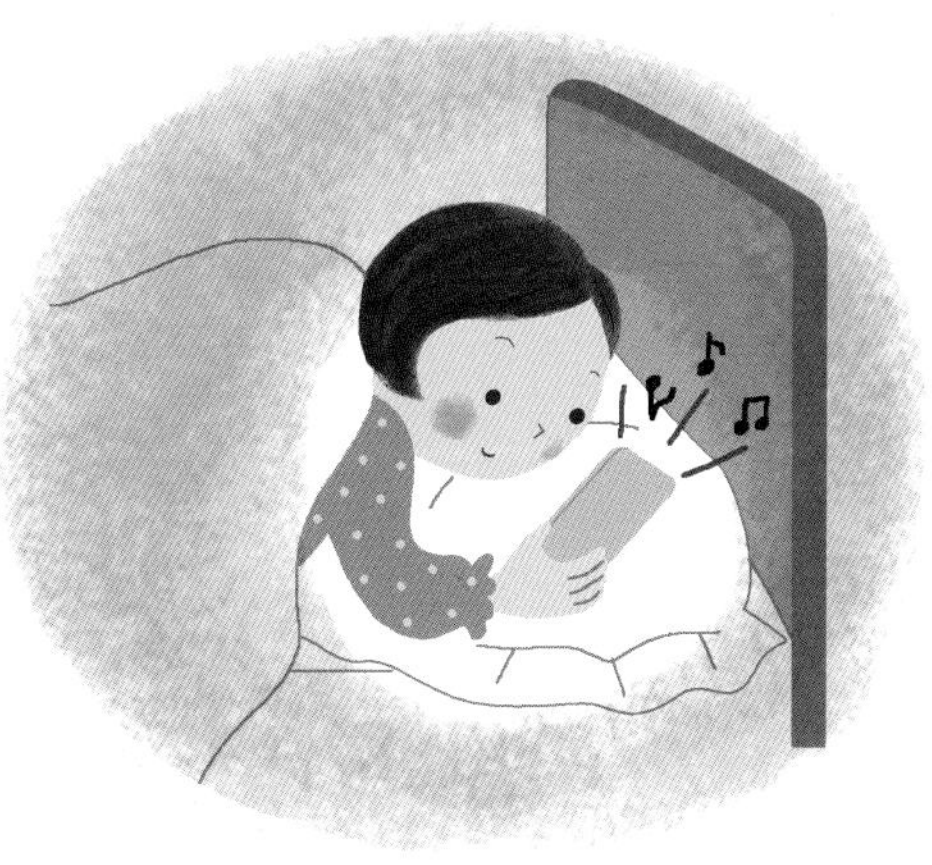

す。

ただ、この年頃になると、子どもはなかなか親の言うことを素直に聞きません。しかし、ここまで読み進まれた方はお気づきでしょう。子どもの夜間のスマートフォン長時間使用を止めさせる最高の言葉があります。そう、**「夜、スマートフォンを使っていると足が伸びなくなるよ！」**です。

私どもはある学校をフィールドとして、スマートフォンを夜間にどの程度使用しているか、どのように使用しているかを調べています。現在のところ調査期間が5年程度で、しかもスマートフォンを使っている割合が高く使っていない子どもとの比較ができないため、スマートフォンの夜間使用と発育との関連に統計的に有意な相関は得られていません。ただ、全体的に思春期後半の足の伸びが悪くなっていることは明らかでした。伸びるべき時期に足が十分に伸びていない傾向もはっきり表れているのです。

さらにこの調査において、とくに大きな関連が見られたのは、夜間のスマートフォン使用時間が長い子どもは「不定愁訴」が多いということです。頭痛がする、気分が悪い、耳鳴りがするなど、多くの項目が夜間使用時間と関連していました。

夜間に長時間スマートフォンを使用していると、成長ホルモンが出ないばかりでなく、睡眠時間や睡眠の質が低下して、朝もすっきり起きられません。時間がないので朝ごはんも食べられず、授業中は脳にエネルギーが届かず頭が冴えません。運動するのも億劫になってしまいます。つまり、夜間のスマートフォン使用が心身両面にさまざまな問題を引き起こしているということです。

健康と発育について考えるならば、スマートフォンの夜間使用、とくに1時間を超えるような長時間使用は極力控えるべきなのです。

「寝る子は育つ」の言い伝えは本当だった

ところで、寝る子は育つと言われますが本当でしょうか？　そう、それは事実です。ただ、どのように「寝る」かが問題です。発育段階によって、適切な睡眠時刻や睡眠時間が異なることはよくご存じでしょう。幼児期までは昼寝も必要です。

本来、睡眠のリズムは1日に2回眠くなる時間があるので、スペインなどではシエスタといって長めの昼休憩をとる習慣があります。しかし、学校ではなかなか昼寝をする時間はありませんね。でも、15分でもよいからちょっと休むことはからだによいことです。現在、それを取り入れる会社や学校も見られるようになりました。

さて、その「寝る子は育つ」を科学的に考えてみましょう。身長の伸びは骨の縦方向への伸びということになりますが、その骨がいつ伸びるのかというと、夜、しかも眠りにつ

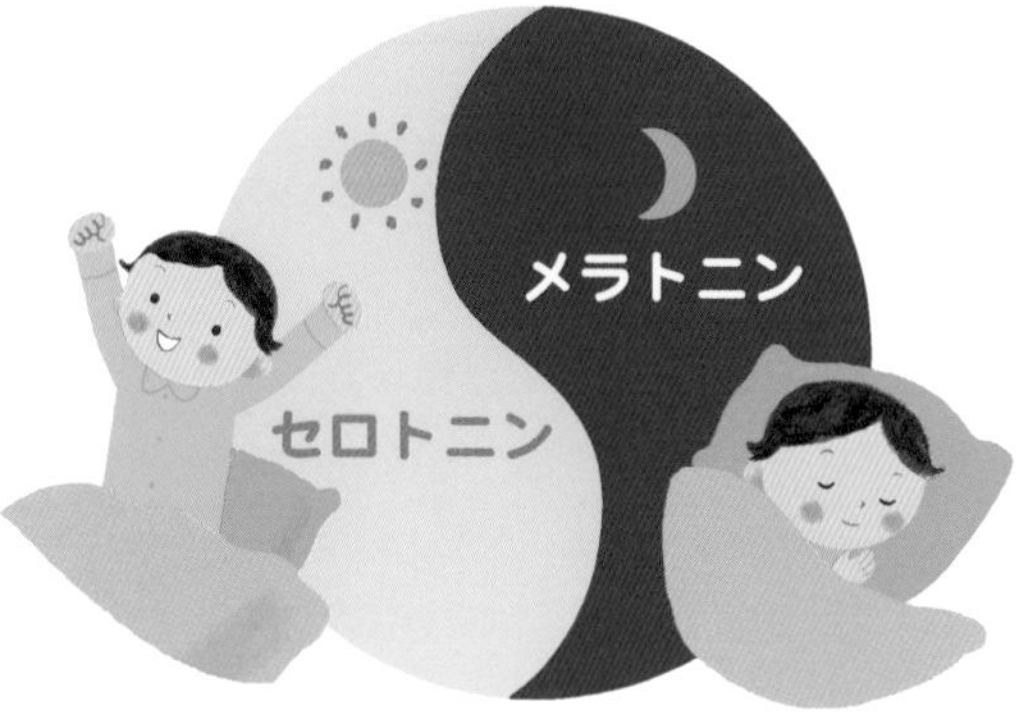

神経系を整え、健やかな毎日のために
昼のセロトニン・夜のメラトニンを高めよう

いて1時間くらいで成長ホルモンが分泌され、その助けを受けてカルシウムなどを材料に骨は伸びるのです。

一晩で何回か成長ホルモンは分泌されますが、最も高いピークが見られるのは睡眠後1時間くらいのところです。

さらに、睡眠中は、さまざまなホルモンが分泌されます。昼に働くホルモンでさえも、睡眠時間が少なかったり睡眠の質が低下したりすると分泌が減少し、からだの不調をきたすことがあります。

よい睡眠をとるためには、日中の過ごし方も大切です。光を浴び、からだを動かすことで、夜になると眠りを誘うメラトニンが分泌され、自然な眠りに落ちることができます。そしてメラトニンは目覚めを誘うセロトニンに代わり、セロトニンは朝の光を浴びることでさらに分泌が高まります。

こうした睡眠・覚醒を促すホルモンのほかに、前述の成長ホルモンをはじめ多くのホルモンが夜に分泌されて生理機能を整え、健やかなからだをつくるために働いています。

体内時計がしっかりリズムを刻むためには、「早寝・早起き・朝ごはん」に代表される1日のよい生活リズムが何より大切です。よい生活リズムを刻むことで睡眠時間も質も確保され、メラトニン、セロトニン、成長ホルモンなどが適量分泌されて、身長は伸び、からだ全体の発育も促進されていくのです。

スタイルがよければからだも健康に育つ

人間のプロポーションに関して、ボギンという研究者たちは、143編もの論文を検討して、プロポーションの変化は人間の生理にも影響を及ぼし、代謝性障害といわれる過体重や肥満、糖尿病、高血圧、低骨密度、ひいては死亡率にも関係すると結論しています。このことから、日本の子どもの急速なプロポーションの変化は大きな健康問題であり、健康に関わるすべての分野において注目すべき課題であるといえます。

ところで、ここまで読まれた方は気づかれたと思いますが、スタイルのよい子を育てることは、「早寝・早起き・朝ごはん」という標語にあるように、生活リズムを確立し、「栄養・運動・睡眠」というすべての人間にとって大切なものを、よりよいものにして取り込むことから始まります。それが身体リズムを正しく刻み、結果としてスタイルのよい子どもに育つことにつながるのです。また、生活リズムの確立は「健康」を増進し、生涯の健康をつくるためにも重要な基本です。

つまり、スタイルのよい子に育てることと、健康な子どもを育てることは、完全に一致するのです。健康を犠牲にしてスタイルのよい子にしようと思う親はまずいないでしょう。スタイルのよい子どもというのは、あくまでも健康が土台になります。

また、これまで「身体リズム」という言葉を使ってきましたが、なんとなくわかるような、わからないような……という感じで読まれたかもしれません。

身体リズムは、体内リズムと呼ばれることもありますが、私たちのからだにある「体内時計」が刻むリズムがおおもとで、体内時計には、脳にある「親時計」と全身の細胞や内臓にある「子時計」があります。これらがうまく連動することによって、からだのリズムが正確に刻まれていきます。

このからだのリズムを地球のリズムに調和させ、日内リズムといわれる24時間のリズムを繰り返すことによって、さらに週のリズム、月のリズム、そして1年のリズムとなります。リズムが正しく動いていると、脳やからだが本来持っている能力を存分に発揮することができます。その結果、心身のバランスがよくなり、健康を維持し、向上させることにもつながることがわかっています。

このように、身体リズムには広い意味があります。次の〈PART3〉では、発育におけるリズムについて説明していきます。

COLUMN

身長を伸ばすために必要な栄養素

身長を伸ばすために必要な栄養素は、第一に動物性たんぱく質です。

昔、東北大学に近藤正二先生という、発育と栄養との関係を研究していた方がいらっしゃいました。第二次世界大戦中にも子どもたちの発育を測定していたのですが、その身長・体重の値が以前にくらべて増加量が少なく、発育が遅延していることが明らかになりました。これは何とかしなければならない、ということで、近藤先生は納豆給食を提唱されました。納豆はご存じのように大豆から作られ、植物性たんぱく質が豊富です。おかげで子どもたちは筋力がつきました。しかし、身長は伸びなかったそうです。

第二次世界大戦後、日本の占領政策にあたった連合国軍最高司令官総司令部（GHQ）の中に、子ども担当のハウ大佐という方がいて、日本の子どもの体格が貧弱なことに驚き、何とかしてあげたいと思っていました。しかし、日本の子どもの発育が戦争によって影響を受けたという確かなデータがなくては動くことができないというわけで、そうしたデータを探していたところ、東北大学で長年発育と栄養の関係を研究されている近藤先生のことを聞き、はるばる訪ねて行っ

COLUMN

たのです。

ハウ大佐は近藤先生から、確かに日本の発育盛りの子どもたちは戦争によって影響を受け、発育が阻害された、というデータを手に入れました。そして、アメリカが日本の子どもたちのために給食の支援をしてくれることになったのですが、このときハウ大佐は近藤先生に、「メリケン粉（小麦粉）と脱脂粉乳のどちらかを支給するが、どちらがよいか」と尋ねたそうです。

普通なら、「うどんにもパンにもなるメリケン粉を！」と言ってしまうかもしれません。しかし近藤先生は、子どもの身長を伸ばすにはどうしても動物性たんぱく質が必要であることを知っていました。そこで、「ぜひ脱脂粉乳を！」と言われたそうです。こうして脱脂粉乳を取り入れた給食が始まり、次第に日本の子どもたちの身長は回復していったのです。

動物性たんぱく質は骨を伸ばすために必要不可欠の栄養素です。しかし、同時に植物性たんぱく質も必要ですし、ビタミンやカルシウムなどのミネラルも重要です。つまり、バランスのとれた栄養が必要ということで、運動や睡眠と同様に、食事についてもきちんと内容を考えなければなりません。栄養に関する本は、女子栄養大学の先生方もたくさん書かれていますので、ぜひ参考にしてください。

PART 3

発育を知れば子どもの健康がわかる！守れる！

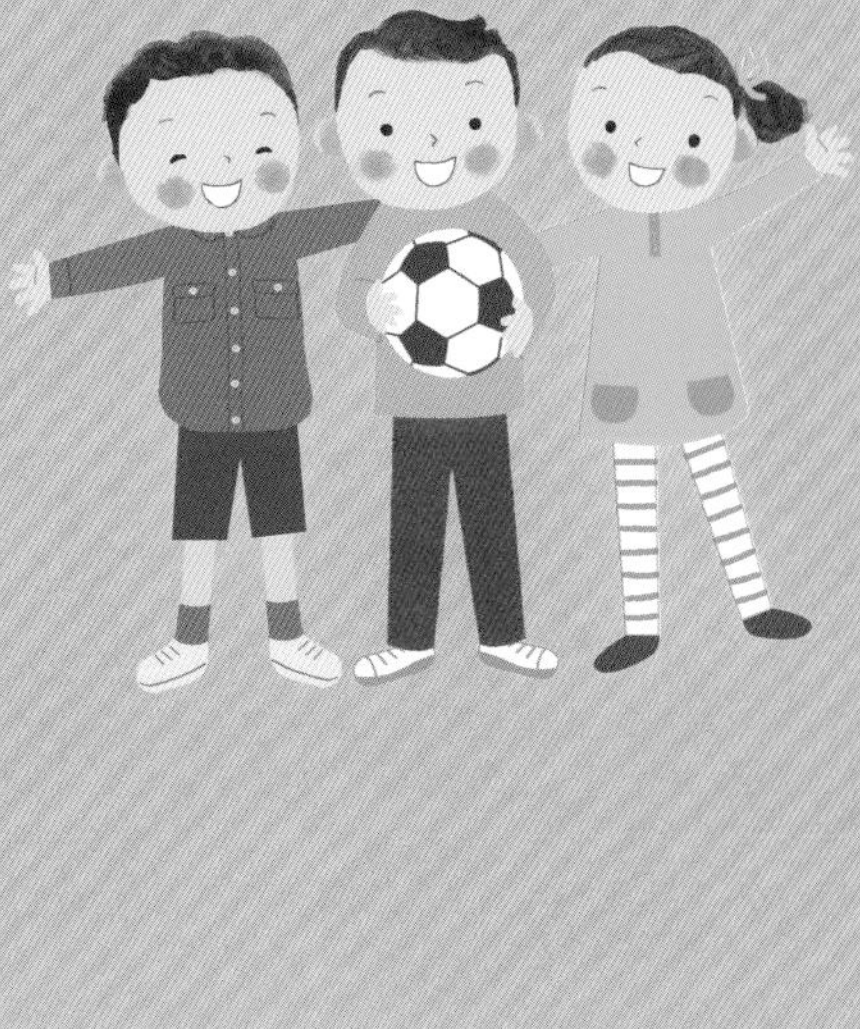

子どもは日・週・季節ごとに規則的なリズムで育つ

発育には規則的なリズムがあります。その一方でもちろん不規則なリズムもあり、これを不規則変動と言います。この不規則変動が増えたり、変動が大きくなると、人は必ず心身の不調をきたします。身体的にも精神的にも、不規則変動を増やさないことが大切です。そこで、まずは規則的な発育のリズムについて知識を深めましょう。

1日のうち、朝と夜でどちらの身長が高いと思いますか？

夜のほうが高いのではないか、と考える方もいらっしゃるかもしれませんが、本書の〈PART2〉を読まれた方は、朝のほうが断然高いことをご存じですね。

身長には「日内変動」があります。このほか、体温の日内変動、血圧の日内変動など、生理現象には1日の間で変動が見られます。身長は、朝起きた時が最も高く、起きてから急速に縮みますが、縮みは結構長い時間続き、起床後4～5時間経ってようやく安定します。いったいどこがそんなに伸び縮みするのでしょうか？

この答えも〈PART2〉に記載していますが、ここではその理由について、もう少し詳しく考えてみましょう。

●身長は1日のなかで伸び縮みしている

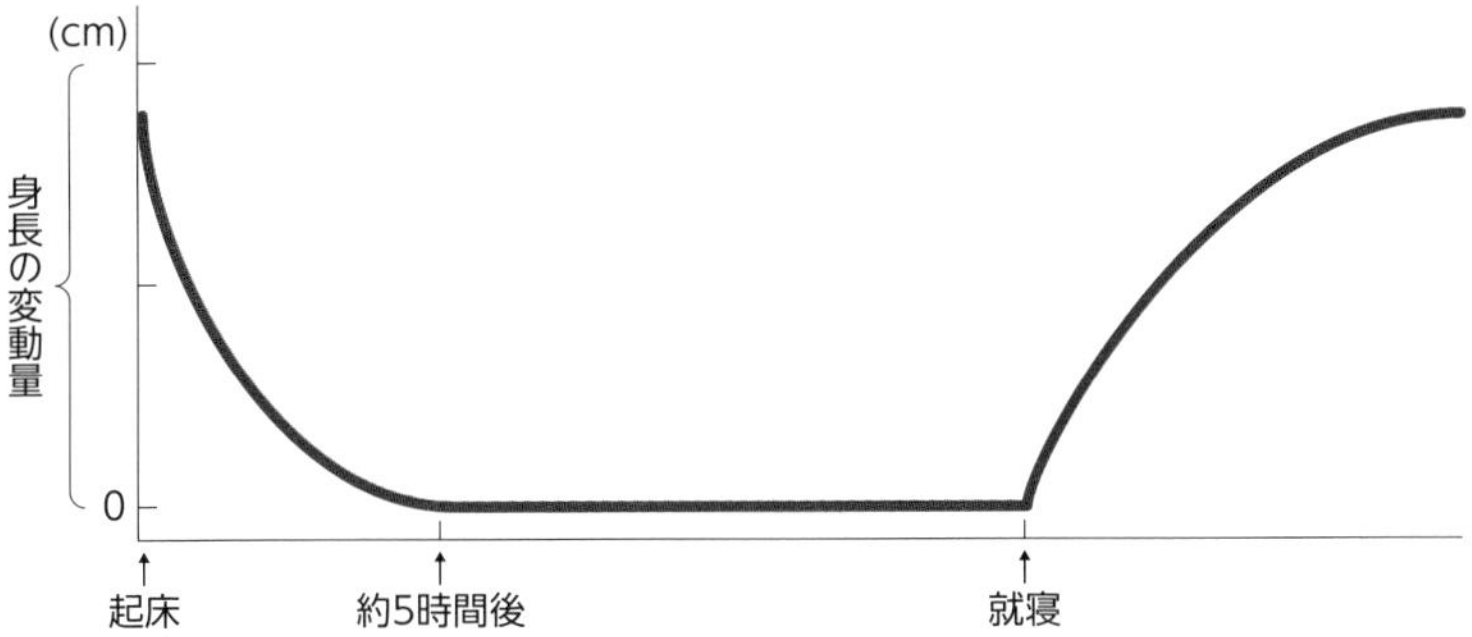

1日のなかで身長が伸び縮みする変動量は、個人の身長や睡眠時間、発育段階にもよるが、思春期ではだいたい1.5～2.0cm程度。

伸び縮みするのはからだの上体で、計測値としては一般的に座高とされますが、実際に伸び縮みするのは脊椎《せきつい》です。脊椎は、椎骨《ついこつ》と呼ばれる骨が連結したもので、頭側から頸椎《けいつい》7個、胸椎《きょうつい》12個、腰椎《ようつい》5個、その下に仙椎《せんつい》（仙骨《せんこつ》）と尾骨《びこつ》があります。合計で大体31～32個になります。

この椎骨の間には椎間板があります（次ページ図）。中心はゼリー状で、脊椎にかかる負担をやわらげるクッションの役割をすると同時に、脊椎を曲げたりして動かすことができるのはこの椎間板のおかげです。この柔らかい椎間板の部分が伸び縮みするのです。一つひとつはほんのわずかですが、それが30個もあるのですから、量としてははっきり目に見えるものとして、朝夜の身長の違い「日内変動」を引き起こすというわけです。

椎間板は、就寝中には重力の影響を受けずにすみます。また、脊椎は湾曲がありますが、長時間横になることによって、湾曲が矯正されます。椎間板と湾曲の矯正によって、朝起きた直後は身長が高くなるのです。しかし、すぐに頭の重さが影響して、夜間に伸びた脊椎は縮み、湾曲も復活します。縮みは起床後30

分くらいの間に急激に起きますが、その後もじわじわと続くので、起床後4～5時間は縮み続けることになります。

●椎骨と椎間板

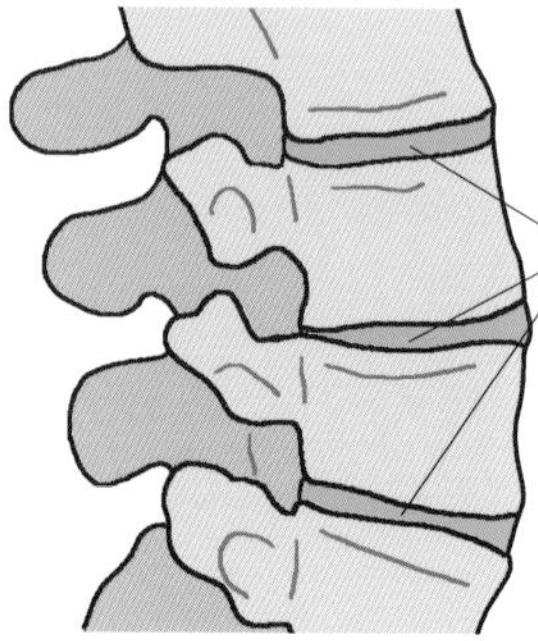

左ページの図は、もう30年以上前に、私が自分の子ども2人（女児）と自分自身を毎朝、毎晩測定した身長の推移です。〈PART2〉でも紹介しましたが、それは次女Bの身長と座高の5年間の推移から抜粋したものでした。こちらの図は、Bを含む3人の朝と夜の身長の1年4か月ほどの推移です。

図の身長は、3人とも2本の線（波形）に分かれていますね。日内変動の大きさがよくわかることと思います。

この後も測定は続けましたが、これによって発育の詳しい情報がたくさん得られました。発育の研究はやはり自分の手で測定し、解析しなければいけないと思い知ったものです。

話が少々横道にそれましたが、図をよく見ていただくと、朝と夜の身長の差が、A、B、Mそれぞれ異なることに気づかれるでしょう。最も身長差が大きいのはAです。長女のAは、12歳半ばから13歳後半までの記録ですが、すでに身長のスパートは終わって、伸びが緩やかになっています。身長の日内変動としては最も大きくなる頃で、夜の身長もまだ伸びていますが、朝の身長には見かけの伸びの日内変動が相当量、加わっています。

図の真ん中のBは、9歳4か月から10歳8か月までの測定値を示しています。前半の日

● 1日2回（朝夜）女児2人とその母親を測った身長の推移と日内変動

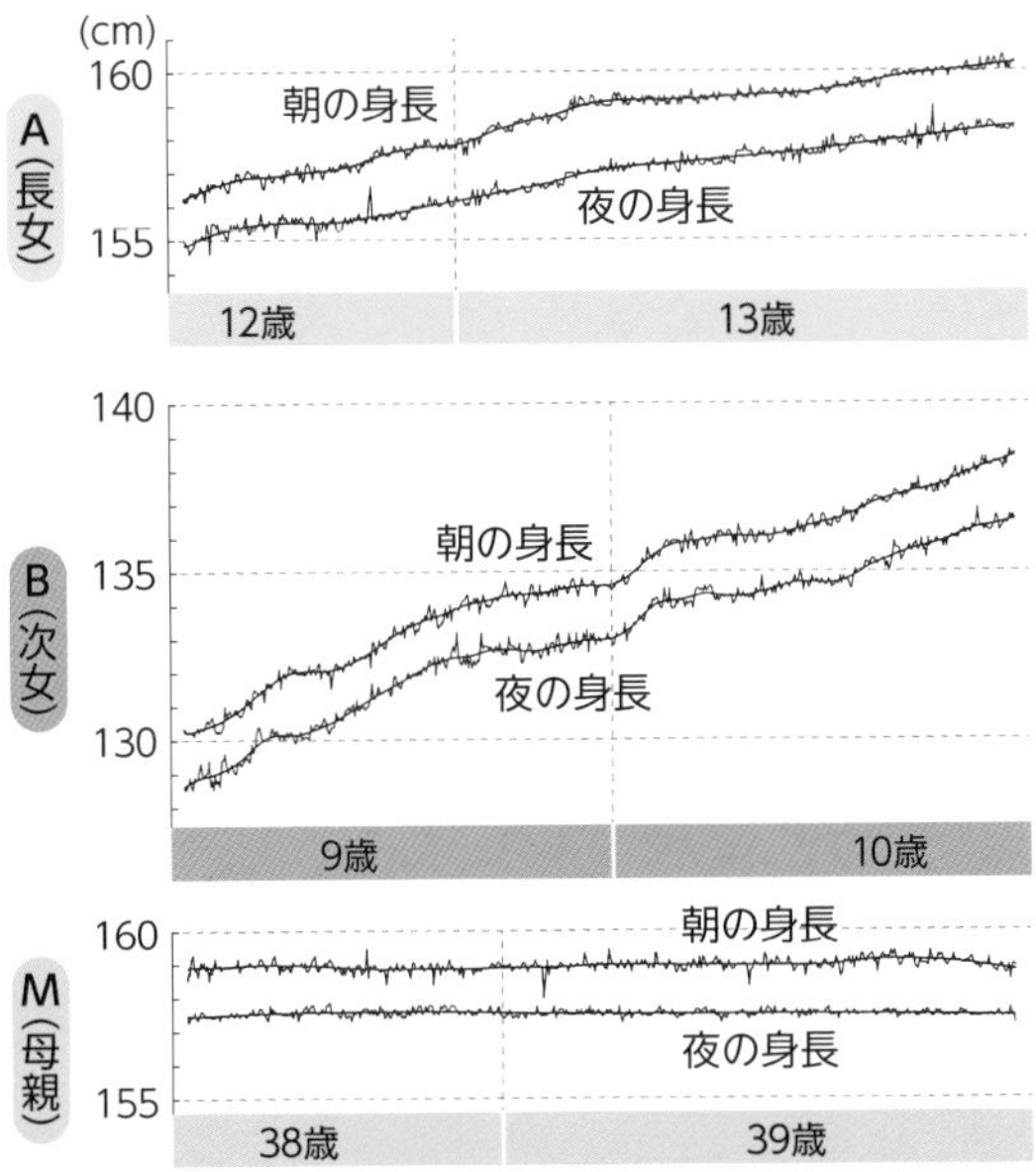

上から長女、次女、母親。3名とも朝の身長と夜の身長には大きな開きがあり、身長の日内変動の大きさを示している。

出典：MASAKO KOBAYASHI and MASAMI TOGO: Twice-Daily Measurements of Stature and Body Weight in Two Children and One Adult. American Journal of Human Biology 5:193-201, 1993 より改変

内変動はAよりも小さいですが、伸びはAにまさっています。身長スパートは明確ではありませんが、だいたい10歳4か月付近ではないかと思われます。そして後半では次第に日内変動も大きくなっているのが見てとれます。

Mは39歳頃の私自身ですが、身長のこの開きは100パーセント日内変動によるものです。朝の身長はよく見ると随分凸凹がありますが、低い日は夜間ほとんど寝ていない日、高い日は十分寝た（横になってい た）日の測定値ということになります。

成人の場合、朝の身長はある程度まで睡眠時間に比例して伸びが見られます。しかしそれもせいぜい9時間くらいが限度で、それ以上横になっていても伸びはありません。身長が盛んに伸びている子どもの場合

は、就寝後に実際に身長が伸びるので、睡眠時間と朝の身長の伸びは必ずしも比例しません。

ということで、身長に見られる日内変動は、朝高く、次第に縮み、夜の就寝前くらいが最も低い、ということになります。そして、その幅は年齢によって、また睡眠時間によって異なります。

朝の身長が毎日違う理由とは？

ここまでは日内変動についての知識ですが、ここで大切なことは、朝の身長はある程度の睡眠時間を確保しなければ高くならない、ということです。

どうせ見かけの高さなのだから、朝の身長などどうでもよいのでは、と考える方もいるかもしれませんね。しかし、朝十分に身長を伸ばしておくことが、健康のためにもよいことになるのです。

朝の身長が十分高いということは、しっかり睡眠を確保できたということであり、成長ホルモン以外にも生理学的に大切なホルモンが円滑に分泌された証拠となります。そして、身長の日内変動がきちんとリズムを刻むことで、またその夜の伸びにつながる、というよい循環が守られます。

もちろん、1日くらいはどうしても睡眠時間が短くなったり、よく眠れなかったりする日があるかもしれません。しかし、大方の日々が正しいリズムを刻んでいるならば、たまに出現する不規則な日の状況は、「ないことにしてあげます」という具合に払拭できるのです。人間だれしも、確実に毎日毎日を規則正しく生活できるわけではありません。正しいリズムでほぼ生活できていれば、たまにある少しのミスは許されるということです。

もし、日常のリズムがほとんど不規則または昼夜逆転だったりすると、からだの不調をきたし、正常なリズムを取り戻すのに大変な時間と努力が必要となります。そのため、子どもが小さいうちから、保護者が率先して規則的な生活習慣を実践し、自然に子どものからだに浸透していくように、つまり無理なく子どもが実践できるようにすることが理想です。

もしお子さんが、「なぜそうすることが必要なの?」と尋ねたときは、きちんと科学的に説明してあげてください。本書で得た知識を話してあげていただきたいと思います。

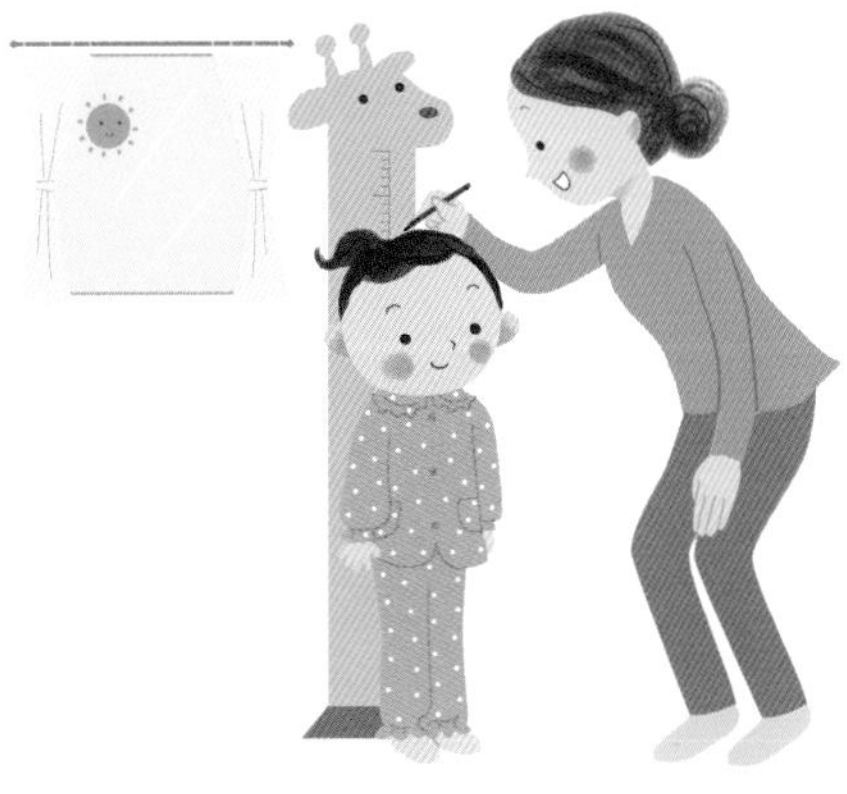

身長も体重も週末と水曜日に発育する

世の中のさまざまな現象に、「週内変動」もしくは「週変動」といわれる1週間のリズムがあります。たとえば心筋梗塞や脳卒中は月曜日に多いとか、保育園や幼稚園の不慮の事故は金曜日に多いなど、私たちの生活は週単位でかなり規定されていますから、曜日による影響は大きいのです。

同様に、発育にも1週間のリズムが見られます。人間のもともとの発育のリズムは4日くらいの周期という報告があり、赤ちゃんがお乳をのむ量と体重増加の関連を見ると、ほぼ4日周期が見られるということです。

しかし、4日ごとのリズムは人間社会の1週間のリズムに当てはまりません。保育園や幼稚園に通うようになり、また学校に入学すると、子どもの生活は成人と同様の1週間のリズムに組み込まれます。そのため、4日間のリズムは短縮されて、1週間に2回（週末と週半ば）、身長や体重がいつもより増加するリズムが見られます。

幼稚園などは、水曜日にやや時間短縮で早めのお帰りにしているところが多いようです。これは、からだも気分もゆったりできるような配慮が働いているためと思われますが、子どもの発育には適した時間配分であると思います。

週末にあまりに忙しく過酷な生活を子どもに強いるのは、子どもの心身が疲れることから、発育には好ましくありません。現在はほぼ週休2日制ですから、土日のどちらかはゆったりできるような工夫をしたほうがよいでしょう。

からだの発育には季節による変動がある

日本のように四季のある国の子どもたちの身長と体重は、季節の影響を大きく受けています。これを季節変動といいます。

前述の週内変動では週末と週半ばに発育が促進されると記載しましたが、1年という単位で見ると、身長・体重の発育は同時に促進されるのではなく増加する時期が異なり、それぞれ独立した季節変動を持っています。北半球の温帯地域においては、身長は春から夏にかけて伸びが大きくなり、体重は秋から冬に増加して夏はほとんど増えない、というのが一般概念となっています。

しかし、日本は南北に長い国ですから、地域別に季節変動を調べていくと、大きな特徴のあることがわかってきます。身長は日本の北方で季節依存性が高く（＝季節変動がはっ

●身長・体重の発育には季節変動に地域特性がある

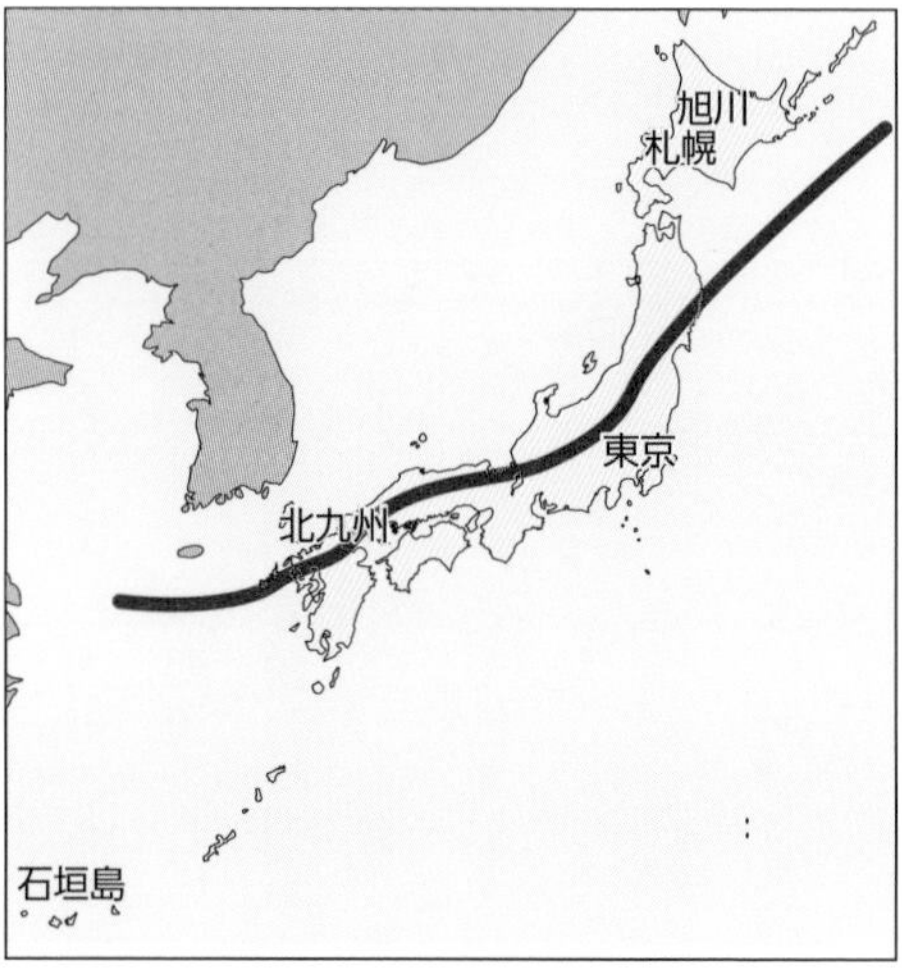

赤線より北側の地域は身長発育の季節依存性が高く、南側の地域は体重発育の季節依存性が高い。

きり見られ）、体重は南方または蒸し暑い地域で季節依存性が高いのです。

これには、札幌と東京の保育園児の身長・体重発育における季節変動を比較した研究や、旭川から石垣島までの幼児の身長・体重の季節変動を比較した研究があり、身長の季節依存性は北から南にいくに従って減少し、逆に体重の季節依存性が増すという結果が得られています。さらに詳しく調べると、南であっても北九州のように日本海側気候的な地域では身長の季節依存性のほうが高く、体重はそれほど季節に依存しないという結果でした。

右の地図は、身長・体重の季節変動のどちらが顕著に見られるかについて、非常にアバウトですが、地域特性の境界線を示したものです。

地図を横切る線より下（南側）は、夏に蒸し暑い地域です。体重は蒸し暑い時期には増加しないで秋冬増加（ときには春先まで増加）が顕著になります。こうした地域では、身長はいつでも伸びられる環境にあるせいか、体重よりは季節依存性は低くなっています。

線より上（北側）の地域では、夏はそれほど蒸し暑さがないために、体重の季節依存性は南側の地域ほど顕著ではありません。一方、身長には顕著な季節変動が見られます。これは、1年のうちで日照時間や気温の格差（メリハリ）が大きいことが原因であろうと思われます。

身長・体重の季節変動は、地理的な条件や気候など自然条件の関与がきわめて大きいのです。

エアコンを使いすぎると発育の季節変動が消滅

ところが、最近の子どもを調べてみると、こうした一見整った法則があるように思われた研究結果がくつがえされてしまいました。

たとえば、気温や湿度の高い地域の保育園児の体重に、季節変動があまりはっきり見られなかったということがわかり、よく聞いてみると、その保育園では4月からずっとエアコンを使っており、園児はほとんど毎日、涼しい部屋の中で過ごしているということでした。

この例のように、近年の人工的環境は発育の季節変動までも変えてしまうことがあり、これが子どもの発育に今後どのような影響を及ぼすか、注意深く見守っていく必要があると思われます。

以上のように、発育に見られる3つの規則的リズムについてお話ししましたが、これらのリズムは非常に大切です。そしてリズムを大きく崩すと、何かしら健康を損なうようなことが起こります。夏休みなどの長期休暇中に起床時刻が2時間以上ずれることのないように、また、夜はできるだけ早めに休むよう工夫することなどが大事です。規則的リズムをある程度きちんと刻めれば、結果的に不規則なリズム（不規則変動）が小さくなります。

夏休み中の体重増加がいかに危険であるかについては、〈PART4〉で詳しく述べることにします。

子どもの身長・体重を発育グラフに描いてみよう

2016年4月から、児童生徒の健康診断において、従来の身長・体重・座高の測定項目から座高が削除され、その代わりに身長・体重の計測値をグラフに表すこと、すなわち身長・体重成長曲線の作成が文部科学省から学校に対して推奨されるようになりました。

そのため、全国の小・中・高等学校においては、成長曲線の作成にとりかかったところもありますが、すべての学校が作成するようになるには、まだ時間がかかりそうです。ましてや、その成長曲線を一人ひとりの健康情報として正しく理解し、積極的に活用していくようになるには、相当の時間を要するものと思われます。お子さんの健康は学校任せにしないで、まずは家庭で見守ることが肝心です。

成長曲線は、身長・体重を測るだけでなく、グラフにして変化を見えるようにする（可視化する）ものです。これは、最も客観的に子どもの心身の健康を把握できるものであるため、文部科学省も学校に対して作成することを推奨しているのですが、自身の子どものためには、家庭でも活用すべきです。

グラフに表すことは、成長曲線作成ソフトを用いればとても簡単です。後述する著者が作成した「発育グラフソフト0－18歳用」は、ダウンロードしてお使いいただくことができます。グラフの読み取り方も、ポイントさえ把握すればそう難しいことではありません。ここでは、実際の成長曲線を見て、グラフから何が読み取れるのか見ていきましょう。

母子手帳でも描いていた成長曲線って何？

今さらながらですが、私は本書の中で「成長」「発育」という言葉を用いています。た

●身長・体重パーセンタイル発育基準曲線

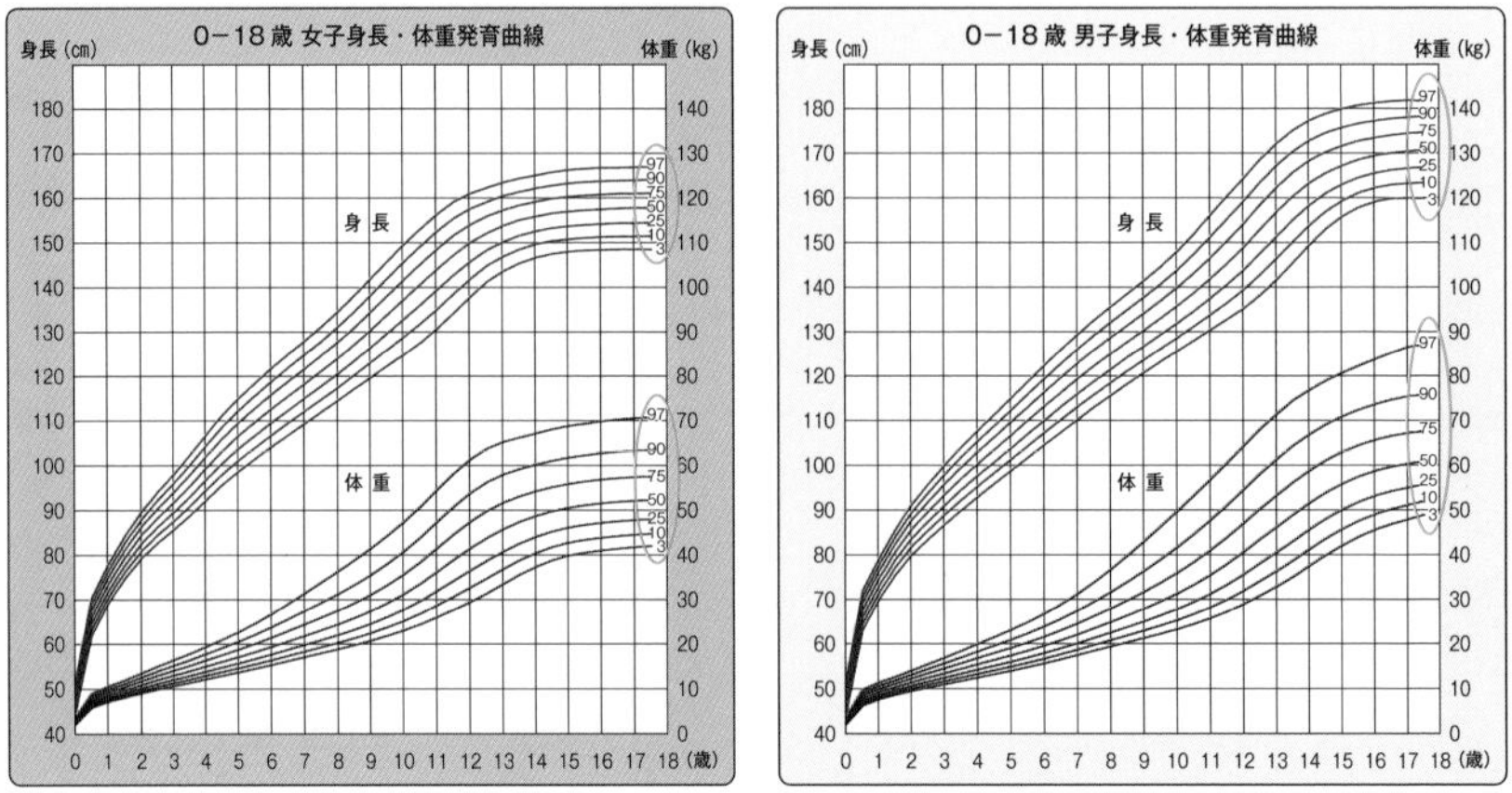

それぞれの曲線は、　　のように下から順に、
3、10、25、50、75、90、97パーセンタイルを示している。

だ、できるだけからだの変化については「発育」、心の成長まで含めた人間としての成熟を「成長」と書くように心がけています。しかし、日本語はなかなか厄介で、日常でも同意義で使われていますから、厳密に区別することは難しいのです。時には混同していると思われる部分があるかもしれませんがご容赦ください。

ここでは、一般的に使われている成長曲線については「成長曲線」と記載します。

成長曲線とは、上の図のような発育基準曲線の上に、個人の身長・体重計測値をプロットする（点を打つ）ことでつくられる個人の発育のグラフのことです。現在は図のような「パーセンタイル発育基準曲線」が一般的に使われています。

プロットは飛び飛びなので、それを結んでも「曲線」にはなりません。測定間隔が短い場合は曲線に近いものになりますが、1年に一度くらいの測定では、折れ線グラフと同じです。ということは、測っていな

●母子健康手帳の乳幼児身体発育曲線（乳児期）

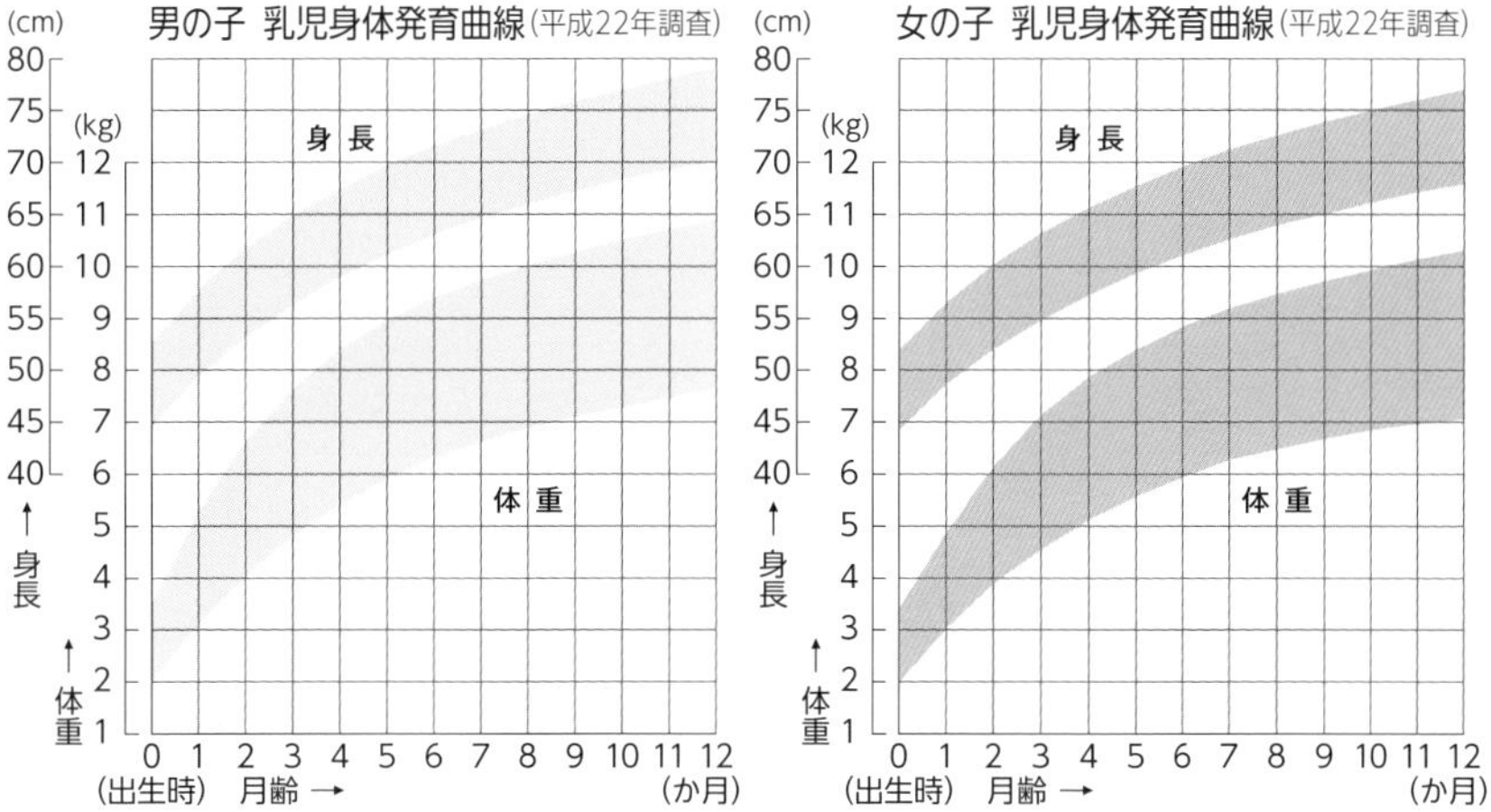

母子健康手帳にはこのような成長曲線が掲載され、保護者が計測値をプロットするようになっている。帯状の範囲に入っていればまず心配ないとされるが、大きく上下動する場合は要注意。

い区間はどのように変化したのかわからないということで、本来は勝手に線で結んでしまってはいけないのです。でも、それを承知のうえで結んでいることもあります。

パーセンタイル曲線という用語は初めて聞くという方も多いかもしれませんが、実は母子健康手帳ですでに使われているのです。そう、出生時から健診時などの体重・身長・頭囲などを点で打っていた上のような図、身体発育曲線です。ただし、右ページの図のように7本の線で表されているものではなく、上と下の2本の線の範囲を帯状に示したものでした。

昔は真ん中の線が点線で示されていたのですが、親が神経質になるといけないということで上下だけになりました。つまり、この間に入っていればまあ安心ですよ、ということになります。

それでも、極端に変動したりすれば親は心配になりますね。そうした時、かかりつけの小児科医もしくは健診時に相談するための資料となっていたと思います。

母子健康手帳に掲載されていた帯のような曲線の間にもう少し曲線を増やしたものが、最初に示したパーセンタイル発育基準曲線です。ふつうは7本の曲線で描かれています。下から、3、10、25、50、75、90、97パーセンタイルとなっていて、身長であれば小さいほうから大きいほうへ、体重であれば軽いほうから重いほうへということで、50パーセンタイルは全体の真ん中（中央値）となります。

ところで、中央値は平均値とは違います。平均値とは、全体の値を合計して人数で割ったものですが、そうすると体重は重い人に引っ張られて平均値も大きくなってしまいます。50パーセンタイルはあくまでも全体の順番で真ん中ということなのです。

そのため、身長は大体平均値に近くなりますが、体重のパーセンタイル曲線では、50パーセンタイルは曲線全体の真ん中よりもかなり低い位置にあります。平均値をとると、大体75パーセンタイル付近になってしまうのです。細かい話になりますが、平均値とパーセンタイル値は意味が違うということは記憶しておいてください。

乳幼児身体発育曲線の図をよく見ると、「平成22年調査」とありますね。つまり西暦2010年ですから、こんな古いものでなくてもっと新しいものを載せてよ、と思われるかもしれません。

実は、乳幼児身体発育値の全国調査は、なんと10年に一度しか行われないのです。ちなみに、学校保健統計は学校（幼稚園を含む5歳から）の子どもを毎年、健康診断時に測定していますが、乳幼児身体発育調査が10年に一度なので、０歳から18歳までのパーセンタイル曲線も10年に一度しか更新されないのです。

乳幼児身体発育値の次の調査は令和２（２０２０）年度ですが、新型コロナウイルスの感染が拡大する中、それが無事実施されたとしても、母子健康手帳に掲載されるような滑らかな曲線に補正するまでにはいろいろな手順があり、実際に母子健康手帳の乳幼児身体発育曲線が更新されるのは、早くても2年後の令和４（２０２２）年度となります。

この20年、出生体重・身長は全体的に徐々に低下していますので、少しずつ赤ちゃんは小さくなっています。ただし劇的な変化はありませんから、この平成22（２０１０）年度の値を用いた発育曲線でも大きな支障はないと考えられます。

実際、成長（発育）研究の分野では、日本の子どもの体格が今より大きかった平成12（２０００）年度の値を標準値として使っているのです。68ページのパーセンタイル曲線も、平成12年度のデータをもとに作成されたものです。

こうしたパーセンタイル基準曲線上に、測定日によって

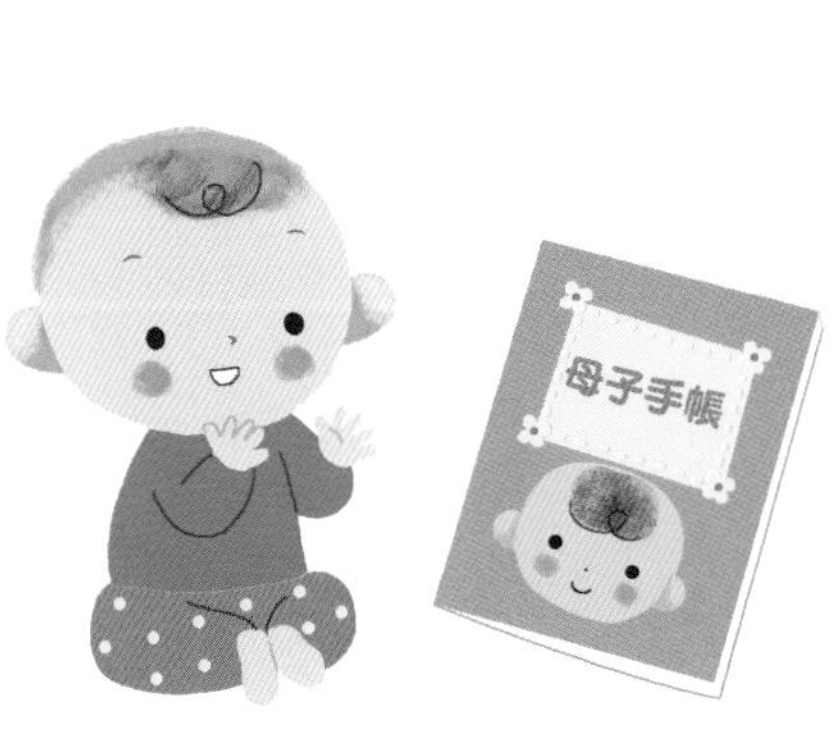

横軸の年齢を決め、縦軸の身長あるいは体重の値と交叉させて点を打つ、つまりプロットするのですが、プロットが1点ではその時点の状況しかわかりません。しかし、いくつかプロット点があって、身長・体重の変化が観察できれば、以下のような重要な2つのことが把握できます。

①健康に発育していることの確認

②異常の早期発見

つまり、数値だけ眺めていてもわからないことが、グラフ化することで一目瞭然となり、それを見たすべての人の共通理解が得られるのです。

そのためには、継続して入力することが必要です。継続して、身長・体重をグラフに表すことで、その変化から子どもが今どのような発育段階にあるかがわかります。また、過去の子どもの成長過程から将来が予測できます。

実際の成長曲線から子どもの状態を読み解いてみよう

それでは最初に、どのようなグラフが「健康に発育している」グラフで、どのようなグ

●「おや、何か変？」と思うグラフは？

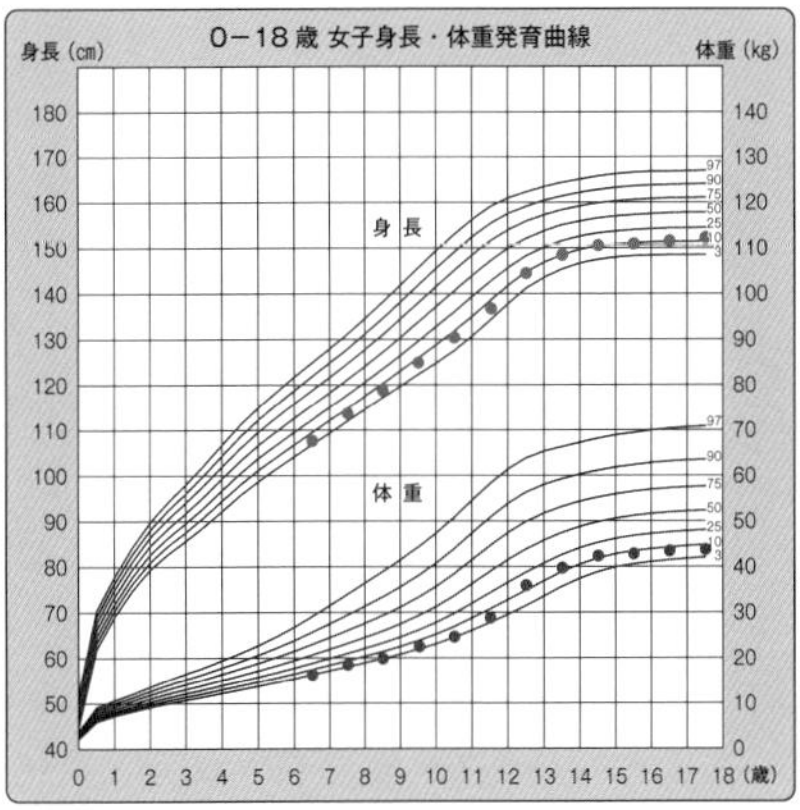

①

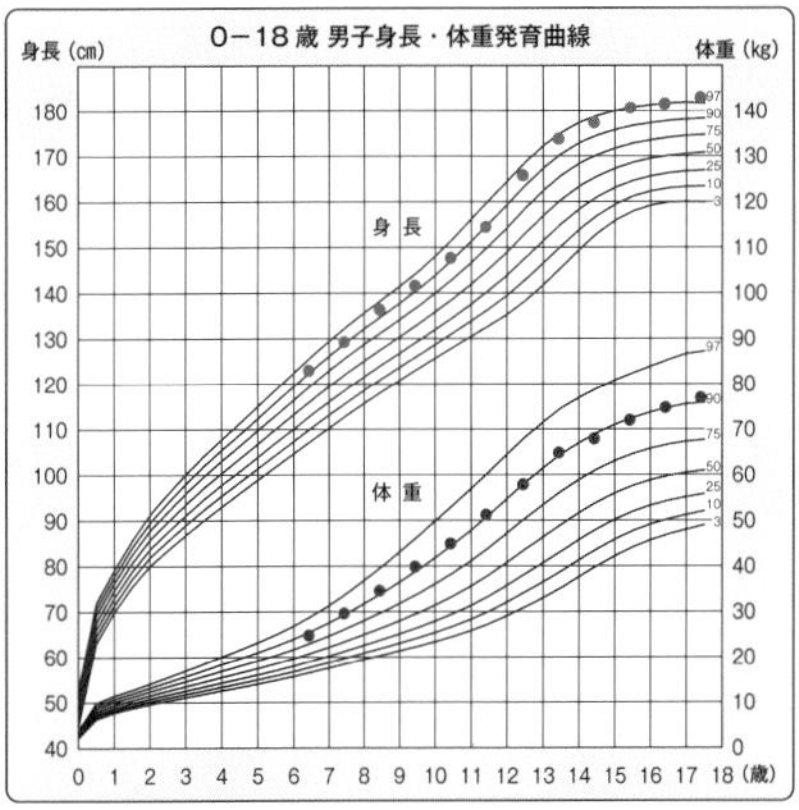

②

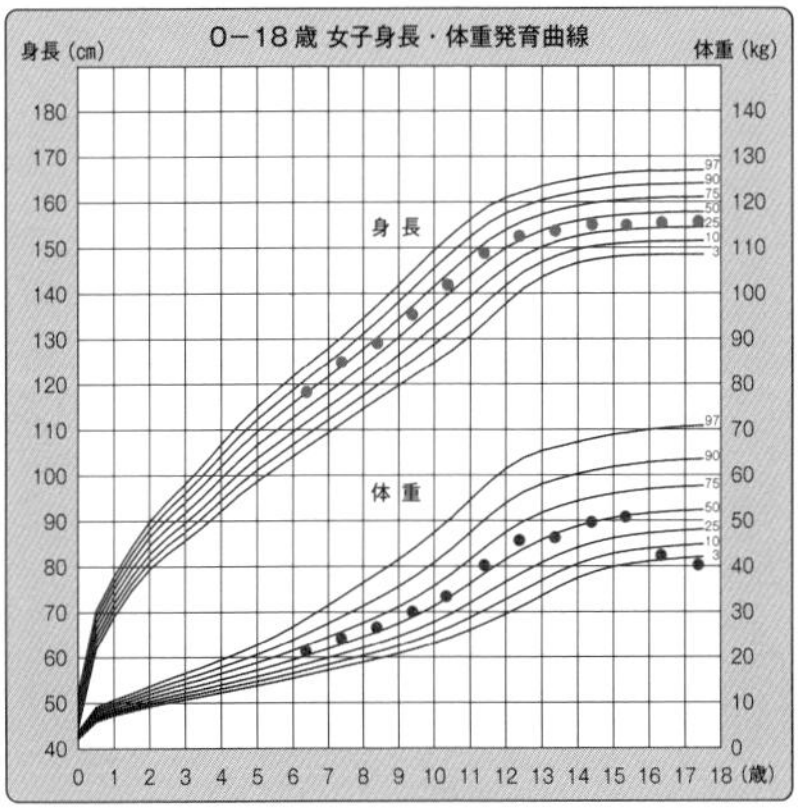

③

ラフが「何か異常があるのでは？」と思われるグラフなのか、具体例を示していきましょう。

左の３枚の図を見て、何か変だな、と思うグラフはありますか？

①は小柄な子、②は大柄な子ということは把握できますね。小柄や大柄というのは子どもの個性ですが、①の小柄な女子も、②の大柄な男子も、どちらもパーセンタイル基準曲線を大きく横切ることなく、比較的滑らかに発育しています。

ところが③の女子は、身長と体重のバランスを見ると、15歳くらいまでは大体よいのですが、16歳以降、突然体重が落ちています。このような状態のグラフが得られた場合は要注意です。

すなわち、グラフの読み方としてまず気を付けることは、次の点です。

- **身長と体重がいずれかのパーセンタイル基準曲線に大体沿うように推移しているか**
- **変動（不規則変動）が大きい箇所はないか**
- **身長と体重のバランスはとれているか（パーセンタイル値が大きく違わないか）**

①のグラフの女子は、小柄ですが、身長と体重がほぼ同じパーセンタイル値を推移してバランスがとれています。また大きく上下するような変動はありません。②の男子は大柄ですが、滑らかに発育しており、身長と体重のバランスもとれています。

③の女子のように体重の変動が大きい場合は、身体的問題以外に精神的な問題がある場合もありますから、何か思い当たることがないか、日々の生活を振り返ってよく考えてみることが必要です。

また、お子さんをよく観察し、今までに見落としていたことはないかなどを考え、可能であればゆっくり話を聞いてみたり、担任や養護教諭に学校での様子を尋ねて、成長曲線を示しながら相談したりするのもよいと思います。問題が深刻な場合は、学校と連携しつつ注意して見ていくようにしてください。

●大きな体重変動が見られた例

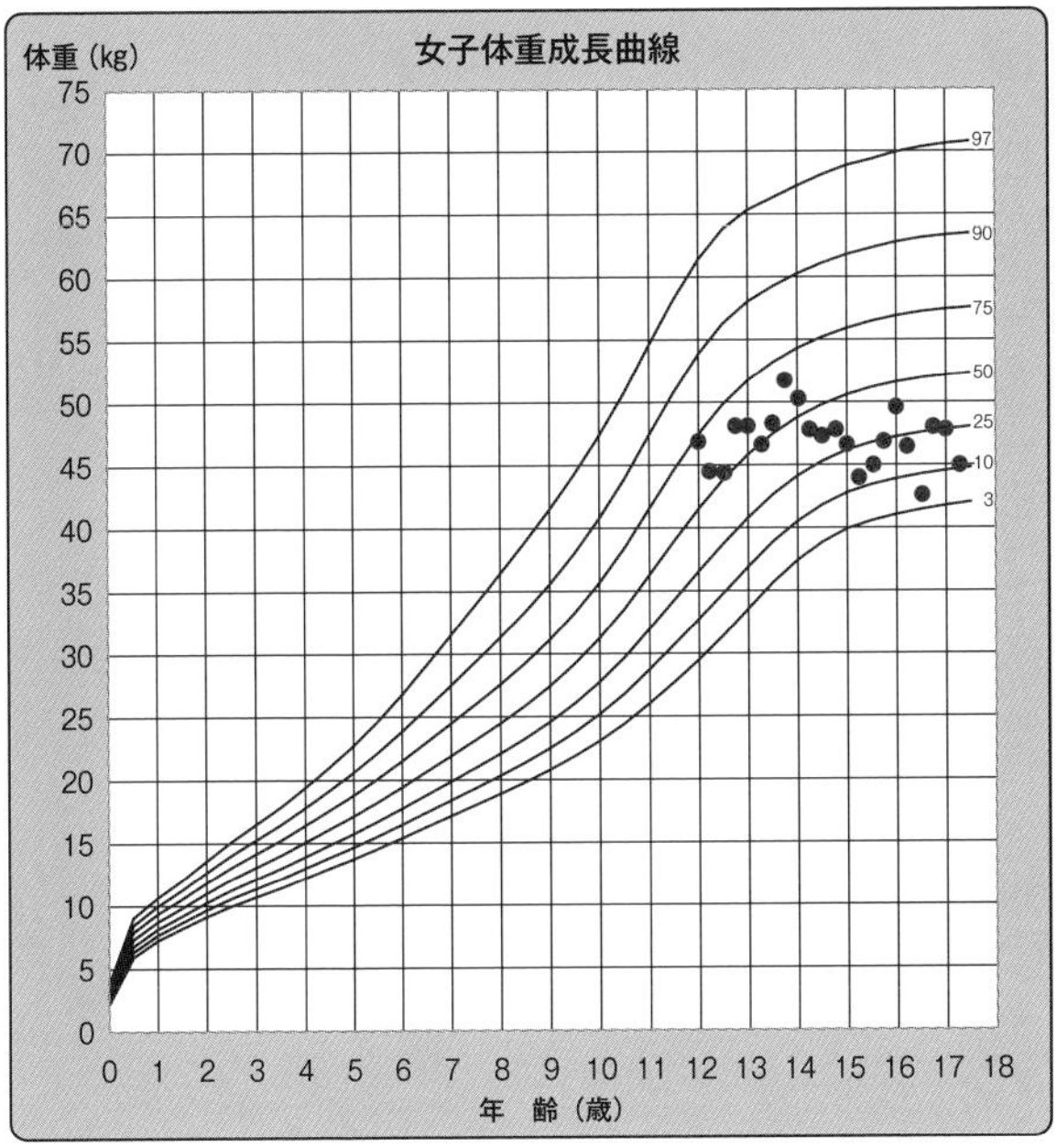

中学1年生から高校3年生までを3か月おきに測定した体重。大きな上下動が見られる。こうした変動が見られる場合は、背後に必ず何らかの問題が潜んでいる。

家庭環境や友達関係などでトラブルがあると、それが上の図のように体重の不規則な変動として現れます。

これは中学1年生から高校3年生までのある女子の3か月ごとの体重の例ですが、大きく増えたり減ったりする変動が見られます。この女子は、学校でずっと陰湿ないじめを受けていました。

また、突然身長が止まってしまったり、体重が減少したりするグラフに出会うこともあります。

次ページの上の図がその例です。こちらは、身長途中停止と体重減少が同時に起きています。こうした場合も、身体的問題のみでなく精神的な問題が背後にあるのではないかと注意することが必要です。

次ページの下の図は、身長が矢印の時点の小

●身長の途中停止と体重減少が見られた例

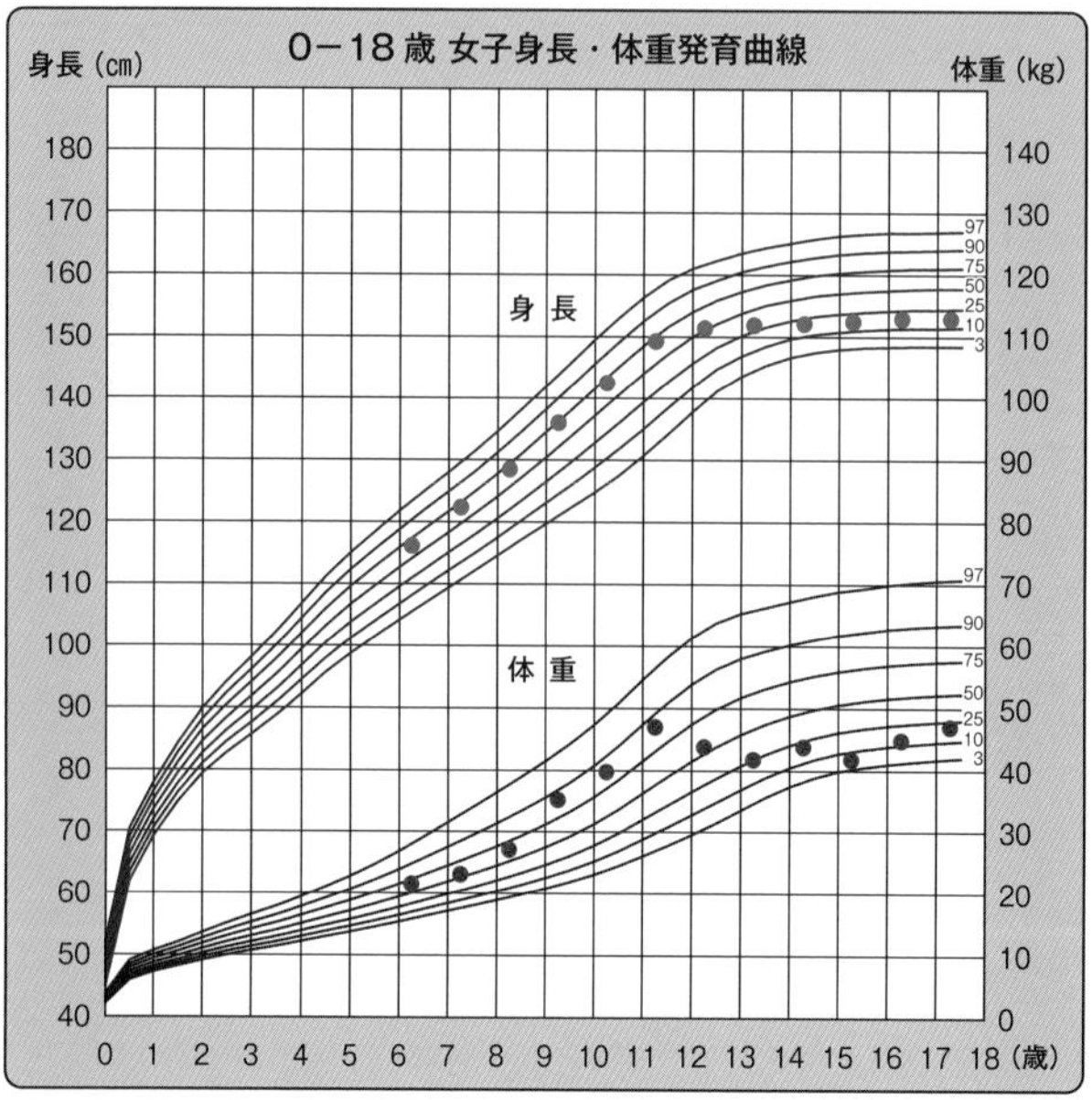

中学生から身長がほとんど伸びていない。身長が停止した時期に体重も減少している。何らかの心の問題が考えられる。

●思春期早発症の例

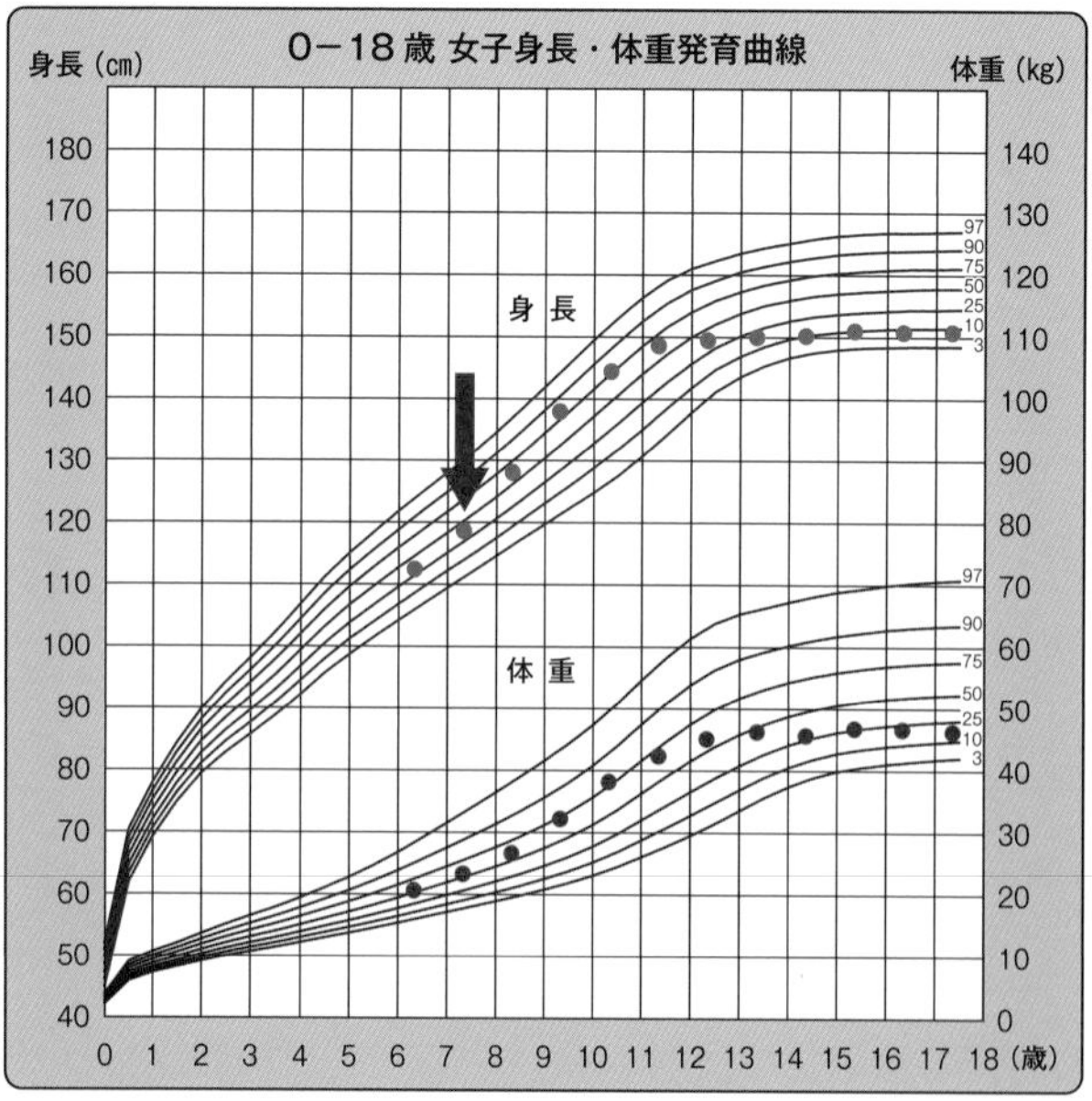

矢印（小学2年生）から身長スパートが開始。6年生で身長停止。思春期早発症と思われるが、他に原因が見つかる場合もある。

●身長がパーセンタイル基準曲線に沿うように推移している例

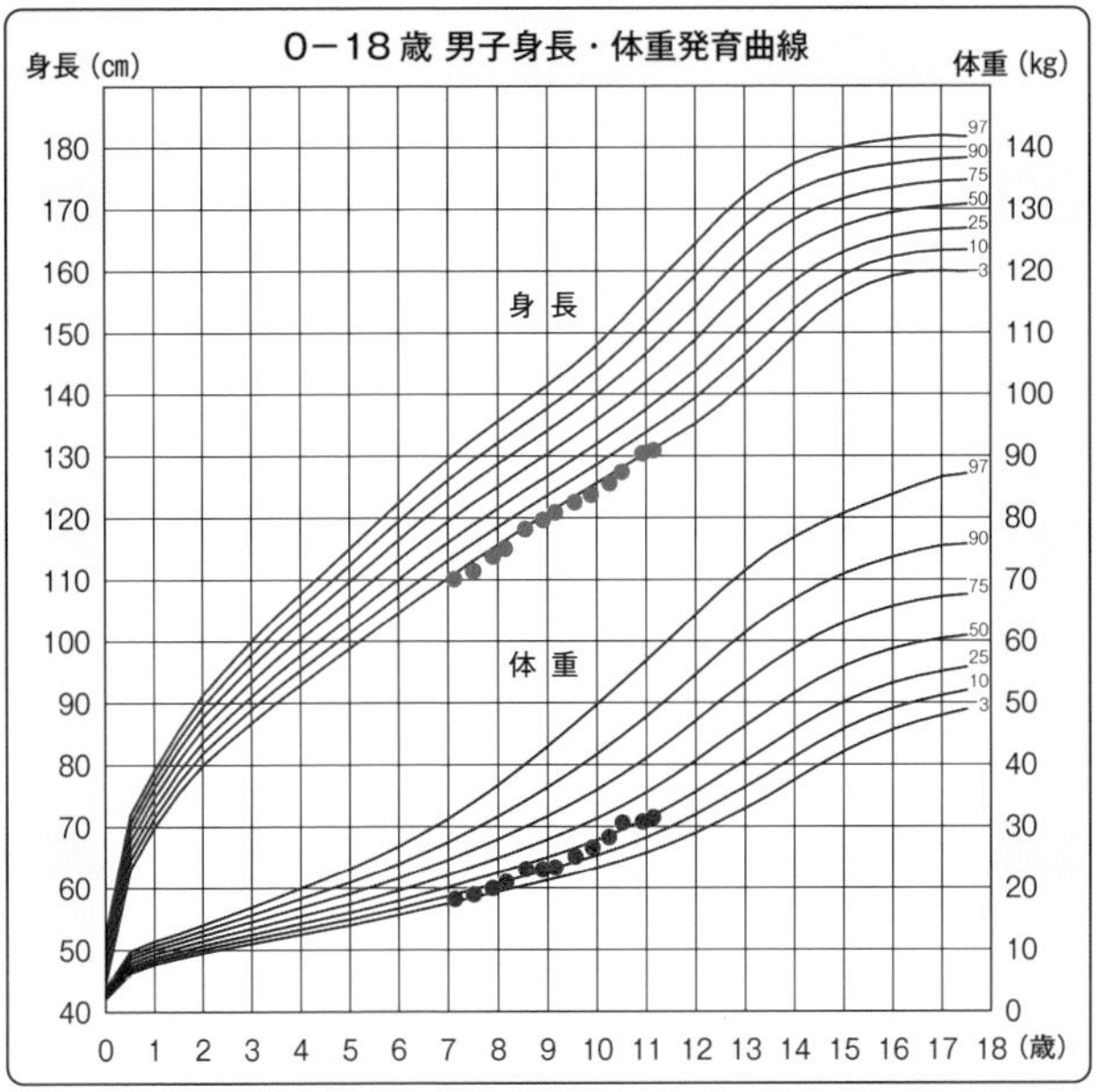

身長が一番下の3パーセンタイル基準線に沿うように推移している。この場合、成長ホルモン治療を受けようとしても保険はきかない。ただし、鼻や喉などの病気が原因で睡眠時無呼吸症となり、成長ホルモンの分泌が阻害されて低身長になっていることもあるので注意が必要。

学2年生という低年齢のうちから急激に伸びた例で、思春期早発症と思われます。

思春期早発症の場合、最初から身長がとくに高い場合を除いて、小学生時代は集団の中で高かった身長が、高校生になると低いレベルになってしまうことがほとんどです。身長が早くスパートすると早く止まってしまい、最終身長は低くなってしまいます。

思春期早発症の疑いがある場合は、できるだけ早期に専門医（小児内分泌科）を受診して、相談することが勧められます。

ただし、必ず成熟を抑えることができるとは限りません。早発の原因も複雑な場合があり、伸び始めてしまった身長を止めることはなかなか困難です。

それでも、思春期早発症だろうと思って受診したところ、脳腫瘍などの他の病気が見つかる

●身長が一番下のパーセンタイル基準曲線から離れて下降していく例

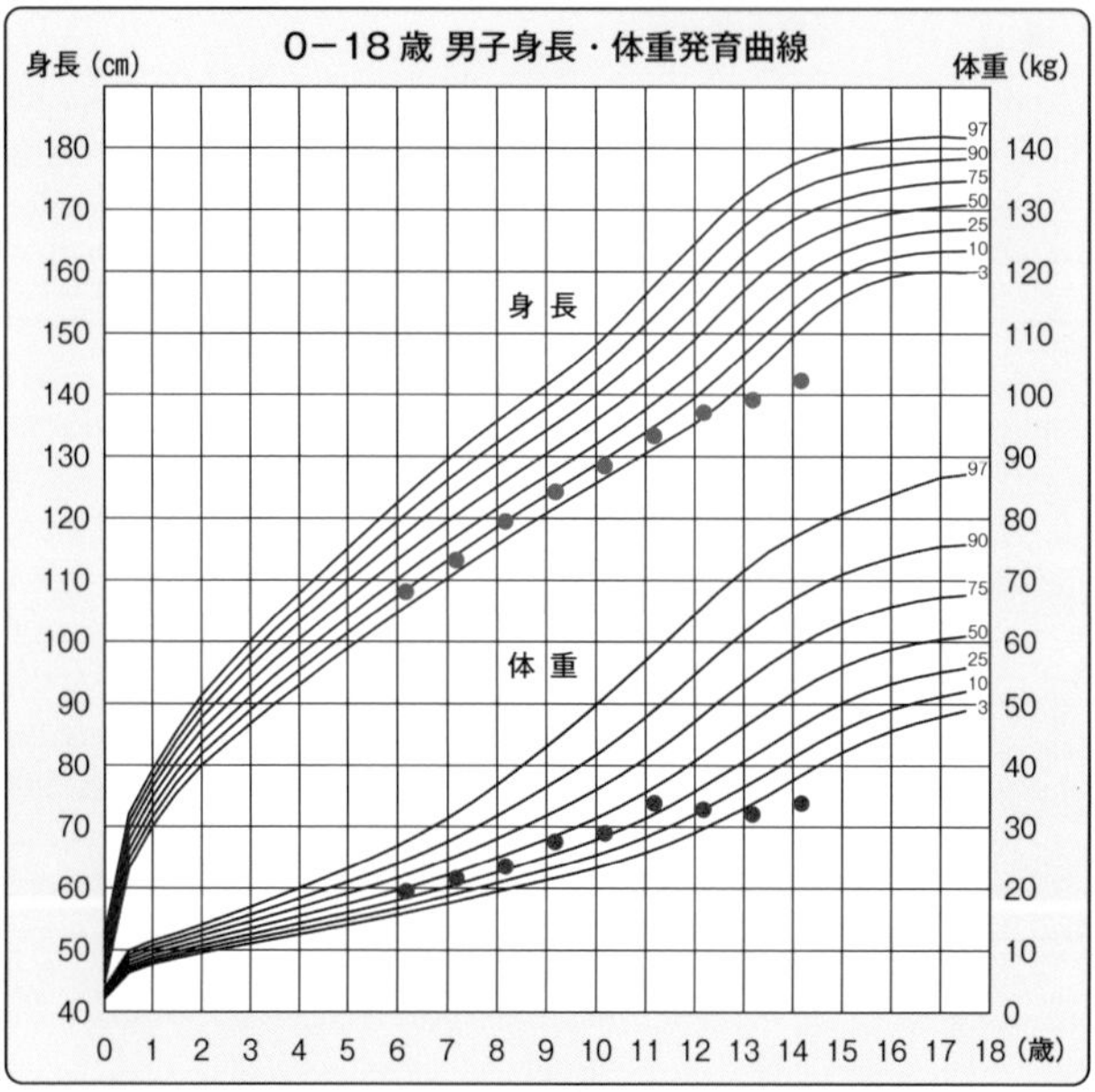

12歳くらいまでは、身長は低めだが大体基準線に沿うように発育していたが、13歳から3パーセンタイル基準線を外れた。
その後に身長スパートが始まる場合もあるが、体重も減少しているので、本人の様子を見ながら一度受診を考えたいケース。

こともあります。やはり、早めに気づいて受診することをお勧めします。

一方、低身長の場合は、一度専門医に診てもらうのがよいとは思いますが、前ページの図の男子のように、一番下の基準曲線に沿うように推移している場合は、まず保険治療の対象にはなりません。ただ、鼻や喉などの疾患が関係している場合もありますから、一度受診されてもよいでしょう。

もし、一番下（3パーセンタイル）の基準曲線よりかなり下を推移していたり、上の図のように突然基準曲線を離れて下のほうに行ってしまうようであれば、低身長以外の病気の可能性もありますから、ぜひ受診してください。

もちろんこの後に、突然身長がスパートして体重も増加に転じた、というケースもみられますので、あくまでも安心のための受診です。

成長曲線から異変を見逃さないためのポイント

身長・体重がパーセンタイル基準曲線上にプロットされると、時間の経過に伴って個人の発育の特徴が明らかになっていきます。

発育は一人ひとり異なっていますが、心身ともに健康であれば、そのグラフはとても美しい自然なものになります。しかし、からだの健康問題または心の問題が存在すると、グラフは「あれっ？」と思うような不自然なものとなり、これは何かあるのではないかと、気づくことができます。

そこで、できることなら3か月に一度くらい、あるいは学校の年3回程度の身体計測値を、基準の成長曲線上にプロットしていただきたいのです。どうしてもデータがない場合は、1年に1回の身長・体重でも大体のことはわかります。

グラフを確認する際のポイントは、少し詳しく述べると次の通りです。

●基準の曲線に大体沿うように発育しているか

ただし、身長と体重のバランスにも注意し、身長と体重のパーセンタイル基準値が大きく異なっていないかを確認する。また、グラフと併せて、肥満度から肥満や痩せを確認する。

●**基準曲線を横切る状態が続いたり、体重の大きな変動が見られたりしていないか**

このような場合は、本人をよく観察して対応を検討する（身長の発育遅延は運動の影響も考えられる）。

●**身長や体重が3パーセンタイルを大きく下回っていないか**

●**身長の伸びが低年齢（女子9歳前、男子11歳前）から急に始まっていないか**

思春期早発症の疑い。

●**体重が夏休み明けの9月に大幅増加していないか**

肥満傾向が強まる恐れあり。

「発育グラフソフト」を使えば成長曲線を描くのも簡単！

私は15年ほど前から、エクセルで使える「発育グラフソフト」を開発し、全国の保育園、幼稚園、学校の希望者に無償提供しており、使い勝手がよい、保健指導に役立つとの評価を得ています。

●健康に発育している男子の例

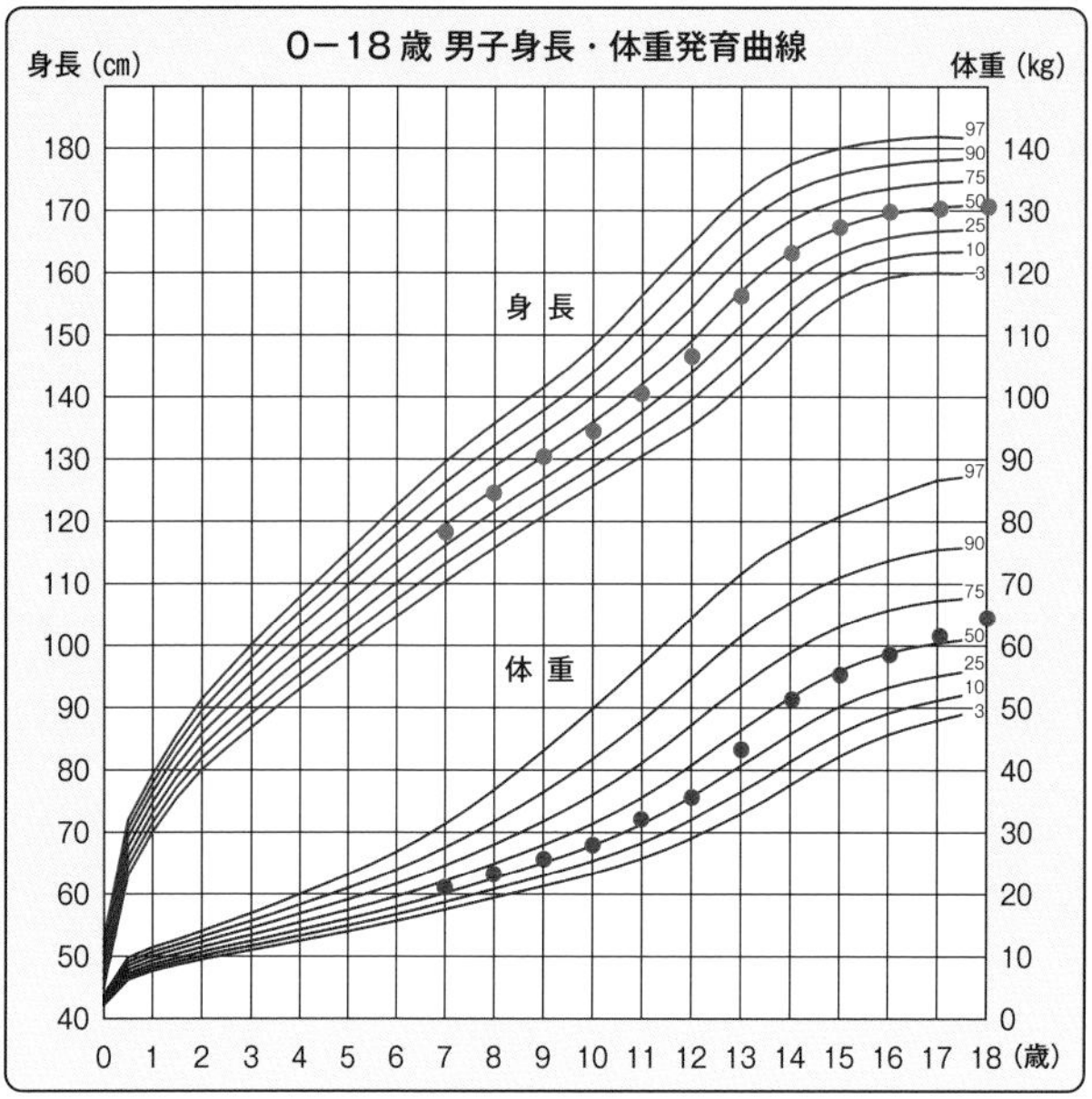

身長・体重がほぼ同じレベルの基準曲線上を推移していれば、体型的な問題はない。大きな変動がなければ、健康に発育しているといえる。

このソフトは、自動的に異常のある児童生徒をピックアップすることはできません。グラフから何かおかしいと感じたら、必ず本人を確認することが大切です。

「発育グラフソフト0－18歳用」は、家庭でもパソコンがあれば簡単に使用できます。身体計測するごとに、お子さんの測定値を入力すればよいのです。

これまで見てきたように、安心できるグラフとは、上の図に代表されるような、滑らかで、身長と体重のパーセンタイル値が大きく違っておらず、上下したり停滞したりする部分のないものです。

これに対して、次ページの2枚の図は気をつけて様子を見る必要のあるグラフです。

こうした異変を容易に発見できることから、「発育グラフソフト」は、学校でも家庭でも子

●身長、体重ともに一時的に減少⇒やがて回復した例

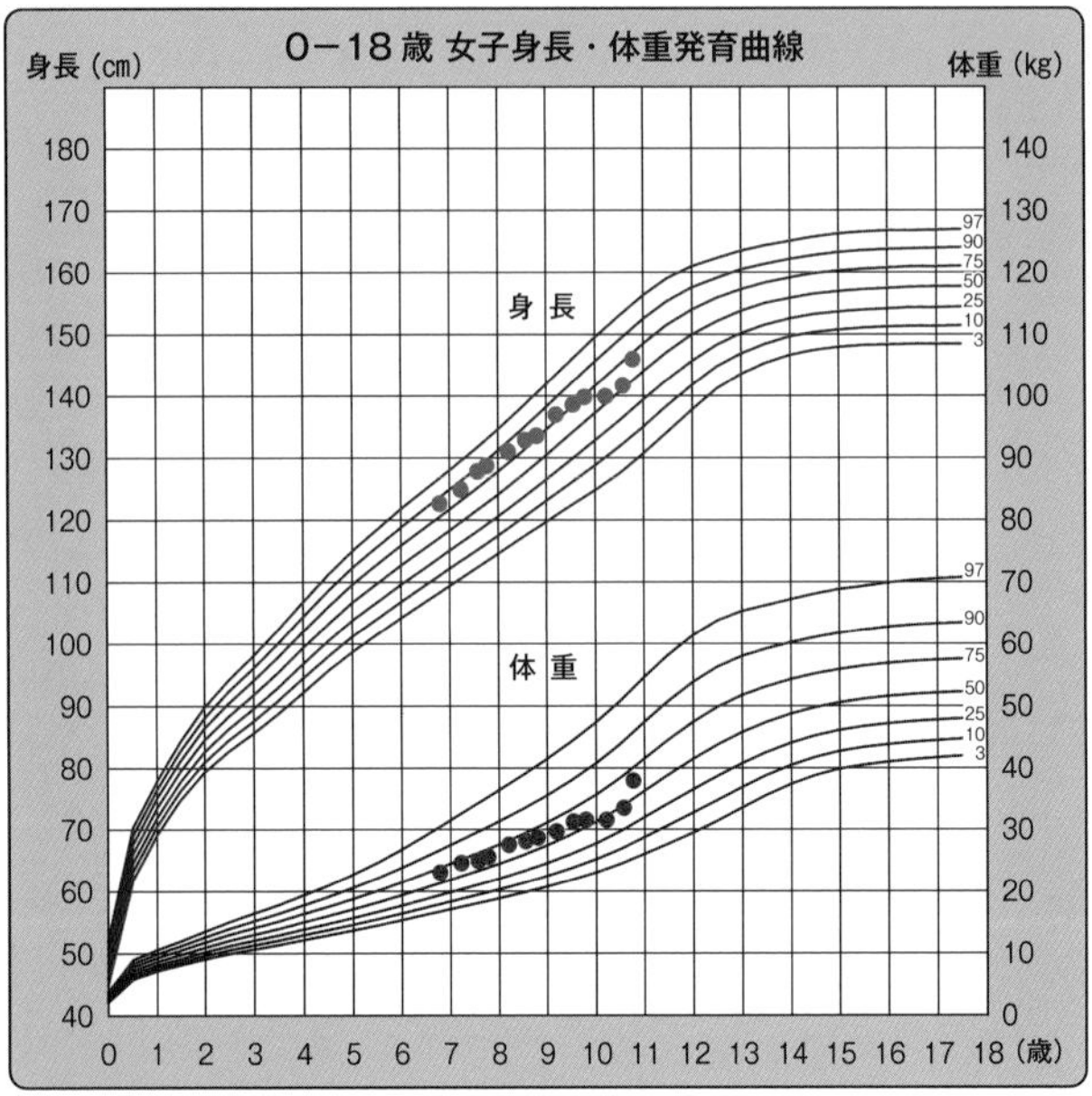

10歳付近で突然、身長の伸びが止まり、体重も停滞した。しかし、しばらくすると以前のパーセンタイルレベルに追いついた（キャッチアップ）。
身長と体重の停滞時期には確かに何かしらの原因があったはずだが、元に戻ればまず心配ない。

●摂食障害を発見した例

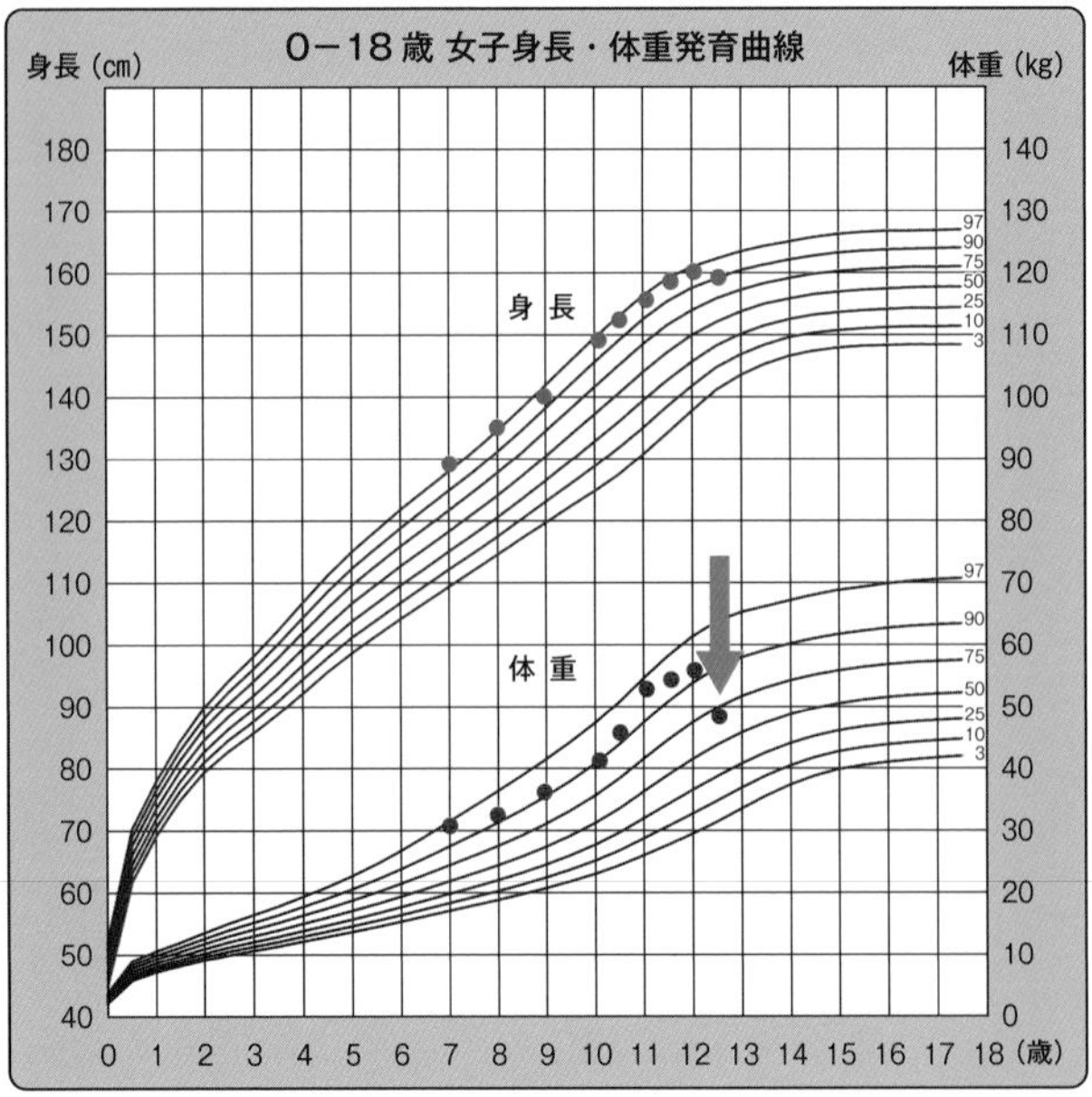

「グラフを描いてピンときた！」（養護教諭）
長期休暇明けに学校に出てきた生徒を見て、痩せたことに養護教諭が驚き、すぐにグラフを描いた。ストンと体重が落ちていて身長も止まっているため保護者に連絡。受診して摂食障害と診断された。

どもを客観的に見守るために最も役立つ便利なツールであると思います。

「発育グラフソフト０－18歳用」には集団画面と個人画面があり、個人画面ではグラフと身長・体重測定時の年齢、身長差、体重差、肥満度などが出力され、グラフも大きくて見やすくなっています。また、受診の際には、診断に必要な情報がＡ４用紙１枚にプリントアウトされるので持参してください。

「発育グラフソフト０－18歳用」は、誰でもダウンロードして利用できるようになっています。ぜひ入手して活用していただきたいと思います。ダウンロードの方法とソフトの使い方は、本書の巻末で詳しく説明しています。

Q 成長曲線を見るうえでまず注目することはなんですか?

A なんといっても一番肝心なことは、身長・体重がほぼ基準曲線に沿って増加しているかどうかということです。

ただし、運動などをしていると少し基準曲線を下回る場合もあります。その場合、子どもが元気であればあまり心配はいりません。身長や体重がそれまでの基準曲線のレベルから落ちても、やがて大きな増加が見られ、以前のレベルより大きくなる場合が多いです。

しかし、運動によって身長・体重がどんどん基準曲線の下のレベルに落ちてしまうような場合は、運動のやり過ぎということになりますので注意してください。成長曲線からは、適度な運動量を検討することも可能なのです。

Q 成長曲線上で肥満や痩せを見るためにはどこに注目しますか?

A 身長と体重のそれぞれが位置するパーセンタイル基準曲線の値が、あまりにかけ離れていると肥満または痩せの問題があるということです。

ただし、基準線1本くらい上下していても問題はありません。2本以上違うとややバランスが悪いということになり、3本離れていると肥満あるいは痩せとなります。たとえば、身長が75パーセンタイル基準曲線上にあるのに体重は10パーセンタイルくらいであれば「痩せ」ということです。

ここで問題なのは、現代の子どもは小学生くらいでも、体重が低いレベルにあることを喜ぶ傾向が見られることです。これは、からだの中身について正しい知識を持つことで解決できますので、〈PART 4〉の「肥満と痩せ」を参考にしてください。

Q 身長が止まってしまったり、急に伸びたりすると基準曲線をはずれますが、急に伸びるのもいけないことですか？

A

時期によりますが、まだ小学校の低学年やそれ以前なのに基準曲線を大きく外れた場合は、身長が止まっても急に伸びても要注意です。

身長が突然止まってしまう場合は、何らかの病気の可能性がありますので、子どもの様子を見て少しでも心配であれば受診してください。心理的な影響で身長が止まる場合もあります。

その反対に、まだ低学年なのに突然身長が伸びて基準曲線のどんどん上のレベルに行ってしまう場合も、身長が伸びたと喜んでばかりはいられません。まずは思春期早発症が考えられますが、それ以外に、脳腫瘍が原因で成長ホルモンを過剰に分泌させていたという事例もあります。脳腫瘍は身長を停滞させるばかりではないということを知っておいてください。

思春期早発症の場合はぐんぐん身長が伸びますが、女子では生理が始まると止まってしまい、最終身長はあまり高くなりません。これは遺伝的な要因もありますが、精神的な要因も大きいようです。

しかし、低年齢で身長がスパートしても、なかには長期にわたって伸び続ける、いわゆるロングスパートの発育パターンがみられることもあります。結局は心配することはなかったという結果にはなりますが、それでも一度、小児内分泌科の専門医に相談しておけば安心につながります。

PART 4

成長曲線から子どもの健康が見えてくる

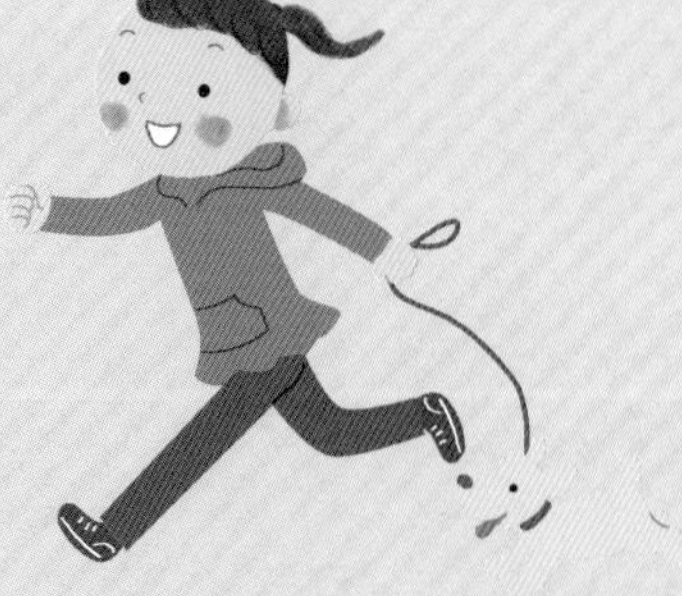

子どもの体型を決めるのは3歳までの生活習慣

赤ちゃんの誕生時は、体重がどのくらいだったかが大きな関心事ですね。しかし成長するにつれ、身長とのバランスが気になってきます。また、幼児であっても、あまり体重が増えると肥満が心配になってきますね。一体子どもは「いつ」肥満になるのでしょうか？

私どもの調査で、小学生で高度肥満（肥満度50以上。肥満度の計算式は95ページ参照）になった子どもについて、過去に遡って調べてみました。すると、高度肥満の子どものほとんどが、小学校入学時にすでに肥満（肥満度20以上）でした。そしてさらにその前を調べると、その子どもたちの大部分は3歳時点ですでに肥満でした。2歳のデータは少なかったのですが、データのある子どもでは肥満の傾向が表れていました。

子どもは3歳にもなると、自分の意思で食べ物のある場所に行き、勝手に取り出して食べるようになります。そこに「好きな物」があることがわかっているのです。それを習慣づけたのは、ほかでもない家族であり、多くの場合「親」ということになります。

時間を決めず、子どもの好きな時に好きなだけ食べさせていたら、どんな子どもでも肥満度は上がります。つまり、3歳までの家庭の生活習慣が、子どもの体型を決めてしまうということになります。

この調査から見えてくることは、3歳で肥満になると、それが小学校まで継続することが多く、さらに小学校に入ると肥満度はより高くなって高度肥満になる、ということでした。

子どもの肥満は夏休みに要注意！

さらに困るのが、学校の夏休みです。

授業がある間は、少なくとも規則的な生活を送ることができますが、長期休暇の夏休みになると、子どもは生活リズムが授業のある期間と大きくズレることがあります。これを放任していると、好きな時に起きて好きな物を食べ、エアコンの効いた涼しい部屋でゲームなどをして運動はしない、という毎日を過ごすことになります。これでは肥満は進む一方です。肥満も痩せも、生活リズムが大きくズレるこ

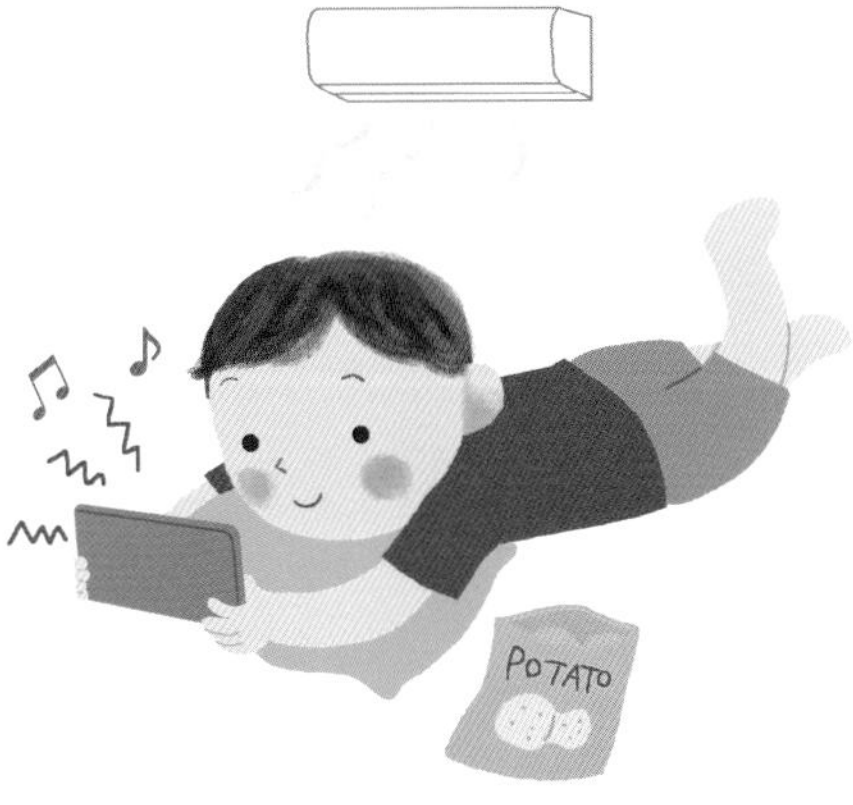

●肥満傾向児と標準体重児の体重増加のリズム（季節変動成分）

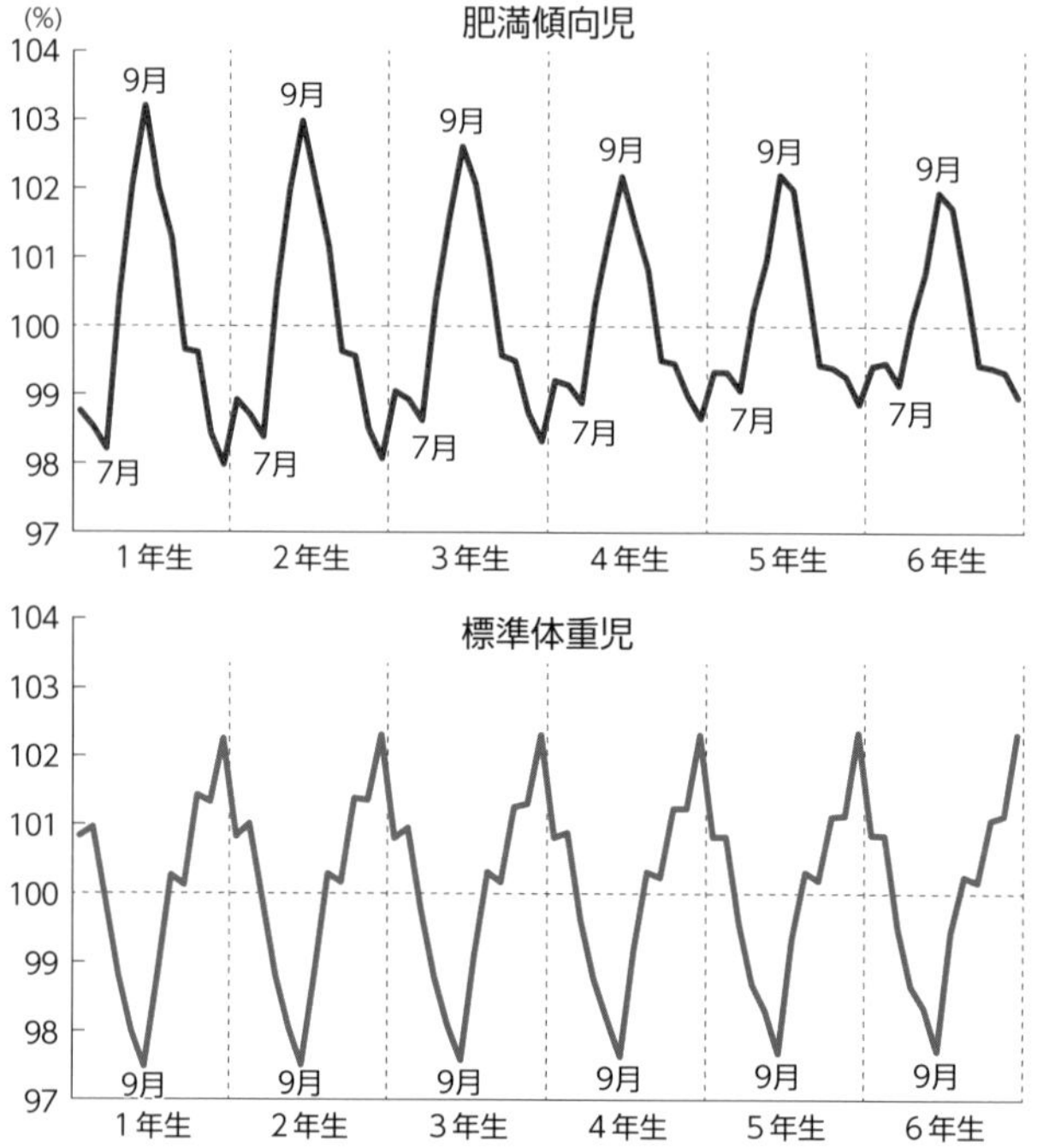

7月から9月にかけて毎年、体重増加のリズムが見られる。これは夏休みに体重が大幅に増加するということ。こうしたリズムが続く限り肥満は解消されない。

上の肥満傾向児とは全く逆のリズムが見られる。この例はやや極端だが、体重は夏には増加せず、秋冬に増加するのが正常なリズムである。

とがまず発端となることがわかっています。

上の図の赤い線は、小学校6年間で肥満になった子どもの体重増加の月ごとのリズムを表したものです。どの学年でも、7月から9月にかけて体重が急激に増えるリズムが見られます。7月から9月に増えるというのは、夏休みに増えると考えられ、この子どもは夏休みに体重が大幅に増加する生活を、1年生から6年生まで繰り返していたということになります。

体重には季節変動があることは既に述べましたが、日本の子どもの正常な体重の季節変動は、図の青い線のように秋から冬に増えるリズムです。赤い線のように夏に増えるのは、異常なリズムといえます。こうした異常なリズムが見られる限り、子どもの肥満は解消しません。

●夏に体重が増加して肥満になった例

年齢(歳)	測定月	身長	体重	体重差	肥満度	ローレル指数
6.4	2004年4月	118.3	25.5		15.1	
6.9	9月	121.3	26.6	1.1	13.0	
7.2	2005年1月	122.7	25.8	−0.8	7.2	
7.4	4月	124.0	27.0	1.2	9.2	
7.8	9月	126.2	30.6	3.6	18.3	152
8.2	2006年1月	127.6	32.1	1.5	20.1	155
8.4	4月	128.7	32.7	0.6	19.4	153
8.8	9月	132.0	35.0	2.3	19.3	152
9.2	2007年1月	133.1	35.5	0.5	18.1	151
9.4	4月	134.7	36.7	1.2	17.8	150
9.8	9月	136.9	42.4	5.7	29.8	165
10.2	2008年1月	139.4	43.1	0.7	25.4	159
10.4	4月	140.7	43.2	0.1	22.2	155
10.9	9月	141.8	47.4	4.2	31.0	166

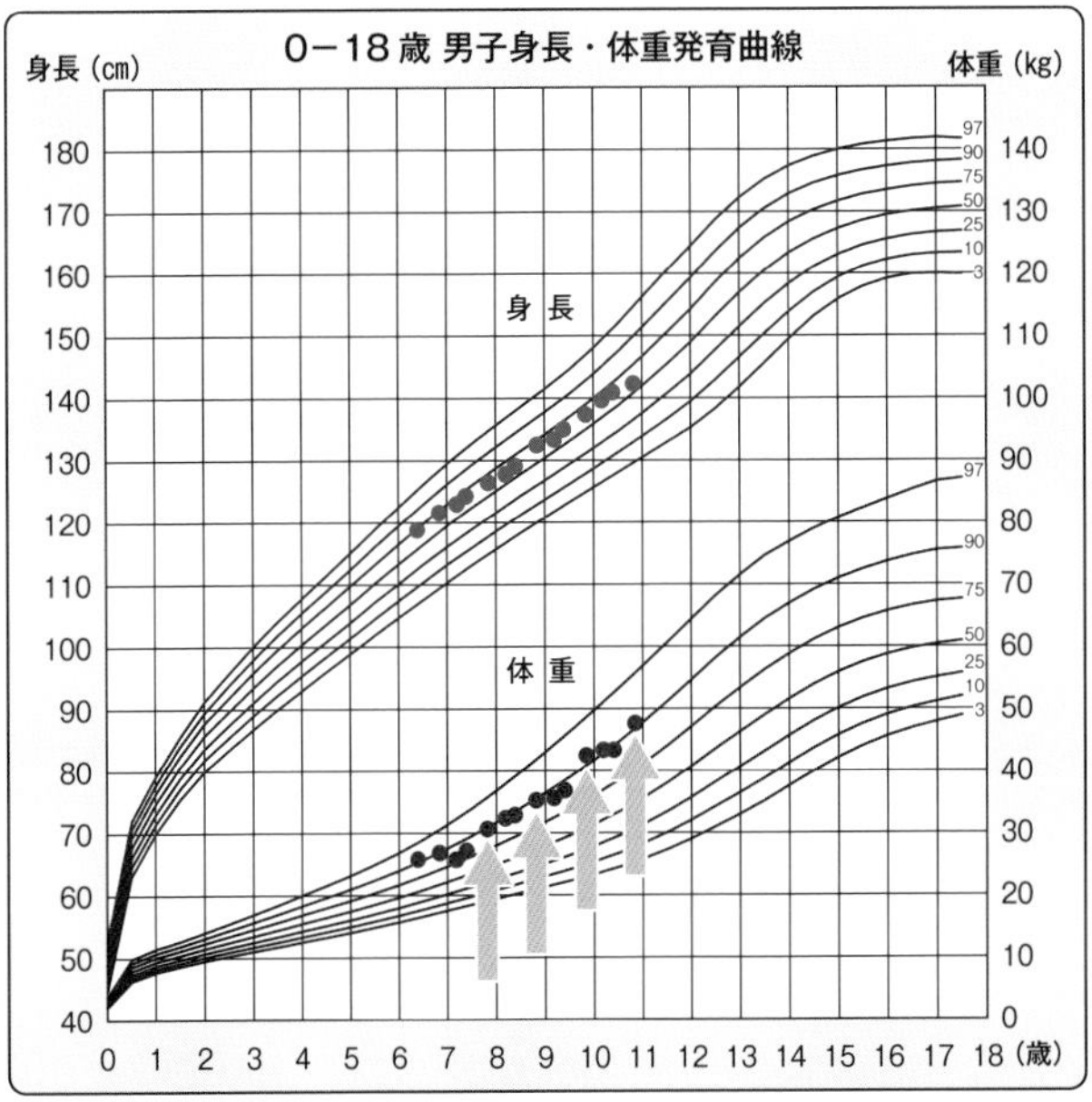

表の黄色部分は4月から9月にかけての体重増加量。左のグラフの矢印に相当する。
階段状に体重増加がみられるが、増加するのはすべて9月で、おそらく夏休みの増加が大きいと思われる。

前ページに掲げたのは、小学校に入学当初は肥満ではなかったのに、夏に体重が増加するリズムを持っていたために、次第に肥満になった男子の例です。夏休みの生活習慣を変えない限り、肥満が発症し、しかも改善しないことがわかるでしょう。

思春期の肥満は成人になってもなかなか治らないことも知られています。子どもが小学校に入って夏休みが来たら、できるだけ普段の生活リズムを崩さないように、ラジオ体操に行かせるなど小さな努力を家族が率先して進めていくような姿勢が大切です。

男子も女子も痩せ願望が強くなっている

こうして肥満が問題となる一方で、自分は太っているのか痩せているのかを、とても気にするのが最近の子どもたちです。

しかも、ひと昔前は女子だけが体型を気にしていましたが、今は男子も体型を気にするようになり、もっと痩せたいと思う男子が増えてきました。昔はヒョロヒョロした男子は、もっと太りたい、頑丈な体型になりたいと思ったものですが、やはり社会的な風潮なのでしょうか……。

痩せ願望は、小学生の低学年から芽生えてきます。発育という限られた時期にしかできない重要なことについての知識が不十分なうちに芽生えるので、ときにはとんでもないことになってしまいます。

私の調査では、都会の子どもほど痩せ願望が強く、実際に痩せの出現率も都会ほど増加しています。また、実際には太っていないのに、自分は太っていると思い込み、さらに痩せようとする子どもが多いこともわかっています。

自分の体型を知り、正しい「ボディイメージ（体型認識）」を持たなければなりません。そして、単に「食べないこと」で痩せることが、発育期にある子どもにとってどれほど危険なことか、教師や保護者がよく理解して、きちんと説明する必要があります。

中学生くらいになると、小学校の授業で発育についての知識は得ているのですが、どうも正しく理解していない子どもが多いようです。また、異性の目も気になって、無理なダイエットを試みたりしがちです。

食事・運動・睡眠が本当に健康で美しいからだをつくるということを、まず保護者が理解して、子どもと話し合ったり、科学的に順序立てて説明したりすることが必要だと思います。

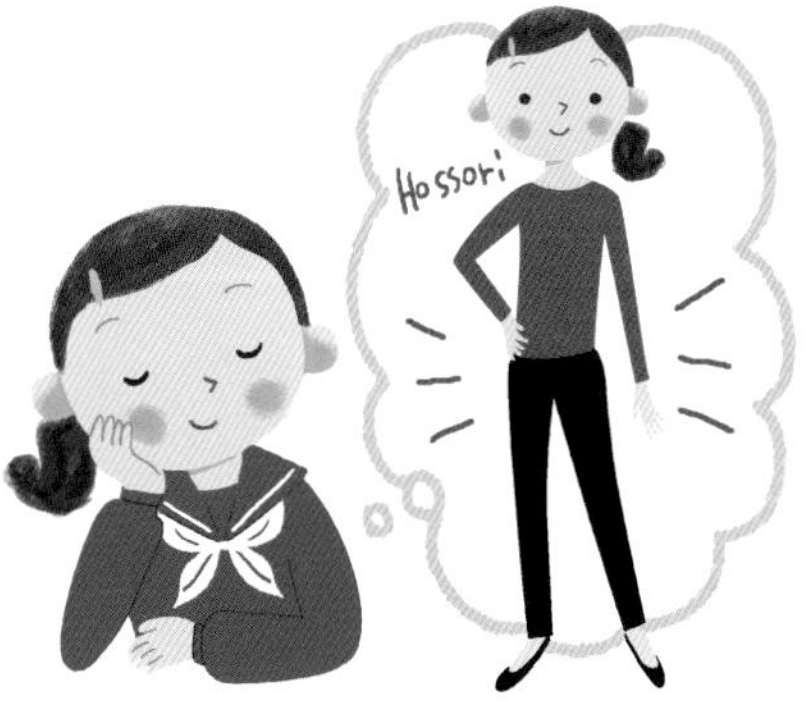

からだを老化させる思春期の過度なダイエット

思春期は生涯の健康の基礎を作る大切な時期です。思春期にはからだの成長スパートが起こり、身長は大きく伸び、体重は増えます。

体重はからだの中身の充実を意味しています。ここが重要で、体重というものが、からだのすべてのものの総合量だということを理解しなければいけません。

また、この時期は十分な栄養が必要です。身長が伸びるということは、骨が発育するということで、それにはたんぱく質やカルシウムなどの栄養が必要なのです。この時期はとくにバランスのよい食事を心がけねばなりません。

その大切な時期に過度なダイエット（食事制限）を試みれば、発育を止めてしまうことになります。体重を減らそうとして食事制限をすると栄養が不十分となり、骨の発育が阻害され身長も止まってしまうのです。

思春期に食事制限や偏った食事によるダイエットを続けると、自分のからだを老化させているのと同じことになるのだ、ということを子どもに理解してもらわねばなりません。

人は食物を摂取することで生きています。しかし、思春期はただ生きているだけではすまず、からだを作っていかなければなりません。単なる痩せるためのダイエットは、百害あって一利なしとも言えます。

肥満症でどうしても食事制限が必要な場合は、専門家の指導の下で正しいダイエットを行うことがあります。しかし、実際には太っていないのに痩せようと自分を追い込んだり、痩せているのにさらに痩せようとすることは自殺行為です。

対策として、まず、自分の体型を正しく知ることから始めてください。それには、自分の「肥満度」と「体脂肪率」を知ることが第一です。

適切な体重管理に欠かせない肥満度と体脂肪率

肥満度は身長と体重から求めるもので、後述する身長別の標準体重に対して、自分の体重がどの程度差があるかを%で表したものです。次の式から求めます。

肥満度(%)＝{(体重－標準体重)÷標準体重}×100

肥満度は、体重が標準体重と同じであれば0となるので、それを基準にマイナス10%～プラス10%までが標準で、マイナス20%以下は痩せ、プラス20%以上は肥満とされます。

ただし、身長と体重から求めるため、筋肉量が多くなる運動選手などでは、20％を超えることがあります。この場合は肥満とはいいません。

肥満度は大勢をスクリーニングする際に便利な数値で、身長と体重の計測値から求めますが、本当に肥満かどうかは体脂肪率を測定して判定されます。そのため、筋肉質の人は体脂肪率を測ると肥満ではないことがわかります。反対に、肥満度では肥満に入らなくても、実際に体脂肪率を測ってみたら数値が高くて肥満だったという、いわゆる「隠れ肥満」の場合もあります。

ここで、標準体重というものが出てきましたね。これは少々面倒ですが、自分の性別・年齢・身長を入力すると求められるソフトもありますので、それを利用して求めるとよいでしょう。巻末の「発育グラフソフト」を使用すれば、身長と体重を入力するだけで肥満度が出力されます。

肥満度と並んで知っておきたい体脂肪率は、体全体の脂肪が体重に対してどの程度なのか、つまり体全体に占める脂肪の割合（％）のことです。

体脂肪率は、体脂肪計で測定できます。ただし日内変動があり、水分の少ない朝方は高く出るのが普通です。

体脂肪率（％）＝（体脂肪量 ÷ 体重）× 100

継続して体脂肪率を見る場合は、ある1日、いろいろな時間に測ってみて、最も安定した数値の出る時刻（あるいは就寝前、起床後などの場面）を決め、その後も大体同じような状況で測るとよいと思います。

「からだの中身」を知ることで危険な痩せ願望に陥らせない

健康で美しいからだとは、骨や筋肉がしっかりしていて、体脂肪率が適度で、引き締まったからだです。

ここで、からだの中身がたった2つの部分から構成されていると考える方法を紹介します。次の式のように、体重はからだの脂肪の量と、そうでない、つまり脂肪を除いた除脂肪からできていると考えるのです。

体重　＝　体脂肪　＋　除脂肪

除脂肪は、骨、筋肉、血液などを含みます。そして除脂肪は、適切な食事・運動・睡眠によって増やすことができます。いくら細身で一見きれいに見えても、除脂肪が少ないと皮膚にハリがなく、弱々しいからだになってしまいます。

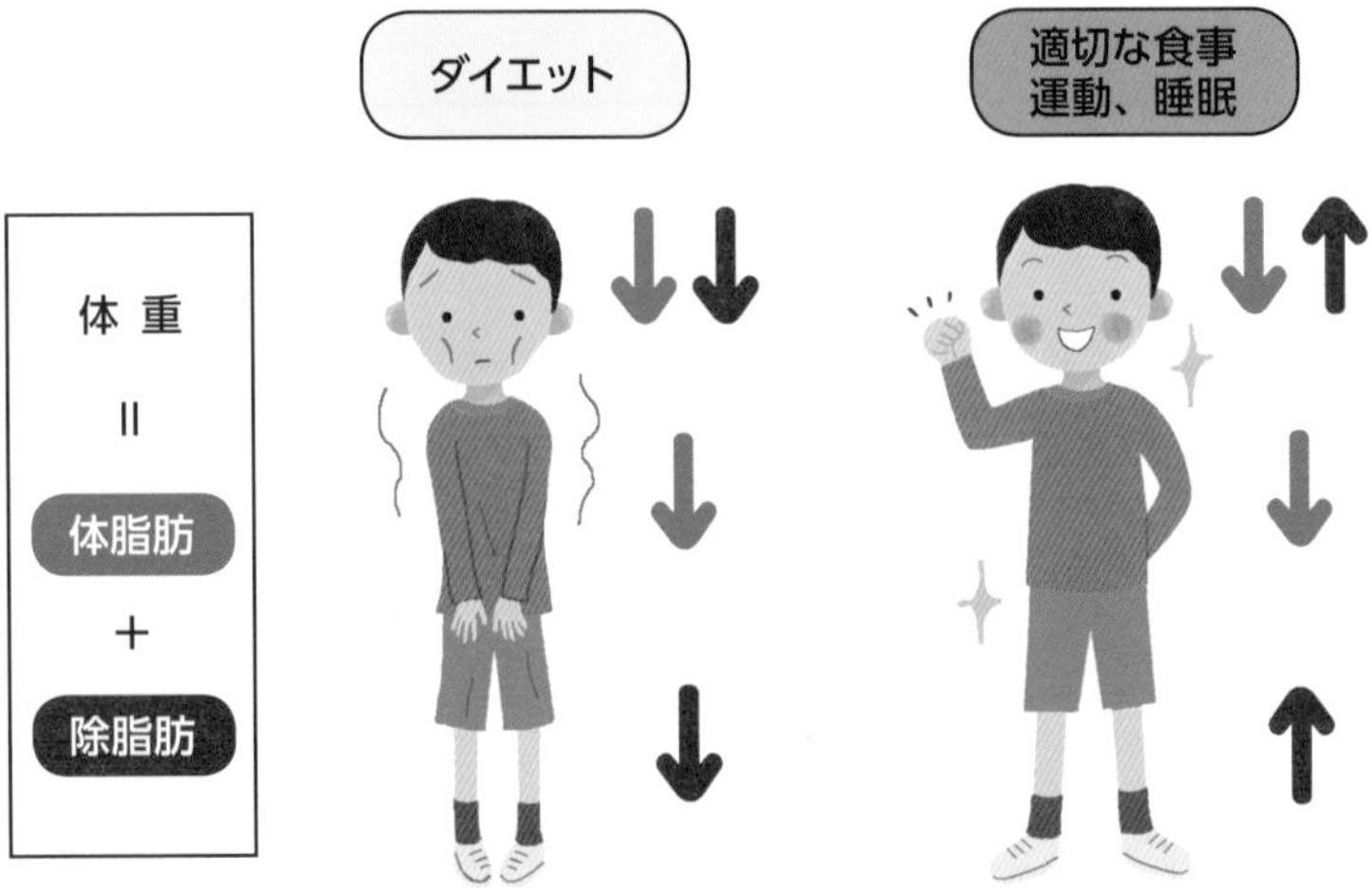

●痩せて弱々しいからだ
●成長期に過度なダイエットをすると身長も伸びない

●ちょうどよい体重
引き締まったからだになる

つまり、「見た目」ではなく「からだの中身」が大切なのです。単に体重が少なければよいと思っていては、健康で美しいからだはつくれません。それどころか、食べないというダイエットでは骨を細く、もろくしてしまい、筋肉も少なくなり、血液の質も落として、いわゆる「老化」現象が起こります。自らからだを老化させ、弱らせているのです。

上の図を見てください。食事制限（ダイエット）によって痩せようとすると、体脂肪は落ちますが、同時に除脂肪も落ちてしまいます。そうすると、骨はスカスカ（密度が落ちて骨粗鬆症のような状態になること）、筋肉は細くなり、血液の質も悪くなります。さらに、栄養が不足するので頭の働きが悪くなり、学力にも影響が出ます。

また、このようなダイエットは続くはずがなく、必ずリバウンドして過食になります。そうした悪循環に陥りますから、早く気づかないと専門の病院で治療を

成長期の食事制限によるダイエットの弊害

- 体重ばかり気にして無理なダイエットをすると、身体内部の発育にも悪影響
- 思春期は生涯にわたる健康なからだをつくる重要な時期
  - 栄養が不足すると、将来、骨粗鬆症になる恐れがある
  - 栄養が足りなくなり身長の伸びが悪くなる
  - 拒食症に陥り生命が危険になる場合がある

【対策】

①からだの発育について正しい知識を持つ

②自分の体型を正しく認識する
⇒肥満度、体脂肪率

③食事を制限するダイエットは百害あって一利なしと知り、
一時的な取り組みではなく、将来的に長く実行可能な方法を考える
⇒食事・運動・睡眠

受けたり入院しなければ治らないようになってしまいます。

以下に、適切な体重管理を考えるための大切なポイントをまとめます。本当に健康的で美しい体型とはどのようなものかを、よく考えてみましょう。

- **除脂肪は絶対に減らしてはいけない、増やさなければならないもの。体脂肪は適量に。**
- **除脂肪は脂肪より重いので、除脂肪が多いと体重は増える。しかし同じ重さの脂肪より密度が大きいので体積が小さく、引き締まって見えるためハリのあるしなやかなからだとなる。**
- **除脂肪を増やし、体脂肪を適量にするには、適切な食事・運動・睡眠が必要。**

運動をやり過ぎると身長が伸びない原因に

運動がどの程度発育に影響するか、というのはかなり難しい問題です。しかし、確実に言えることがあります。それは、やり過ぎはダメ！ということです。

筋肉の法則と言われるものがあり、それは「筋肉は適度に使えば発達し、使わなければ衰える、使いすぎると故障する」というものです。運動は筋肉ばかりが関係するものではないとしても、この法則はそのまま当てはまります。

では、どのくらい運動するとやり過ぎになるのでしょうか？　なかなか見極めることは難しいと思われるでしょうが、実は、成長曲線（発育グラフ）を描いていれば容易にわかるのです。

左の図は、小学生から新体操を始めた女子の例です。最初から小柄なお子さんですが、練習を開始してからはますます身長が低いレベルになってしまい、一番下の3パーセンタイルの基準線も下回ってしまいました。

これは明らかに練習のやり過ぎです。新体操は審美的競技ですから、ある程度身長も必要です。ここまで低くなってしまうと、12歳から身長はスパートしたものの、せいぜい3

●小学生から新体操を専門的に始めた女子の例

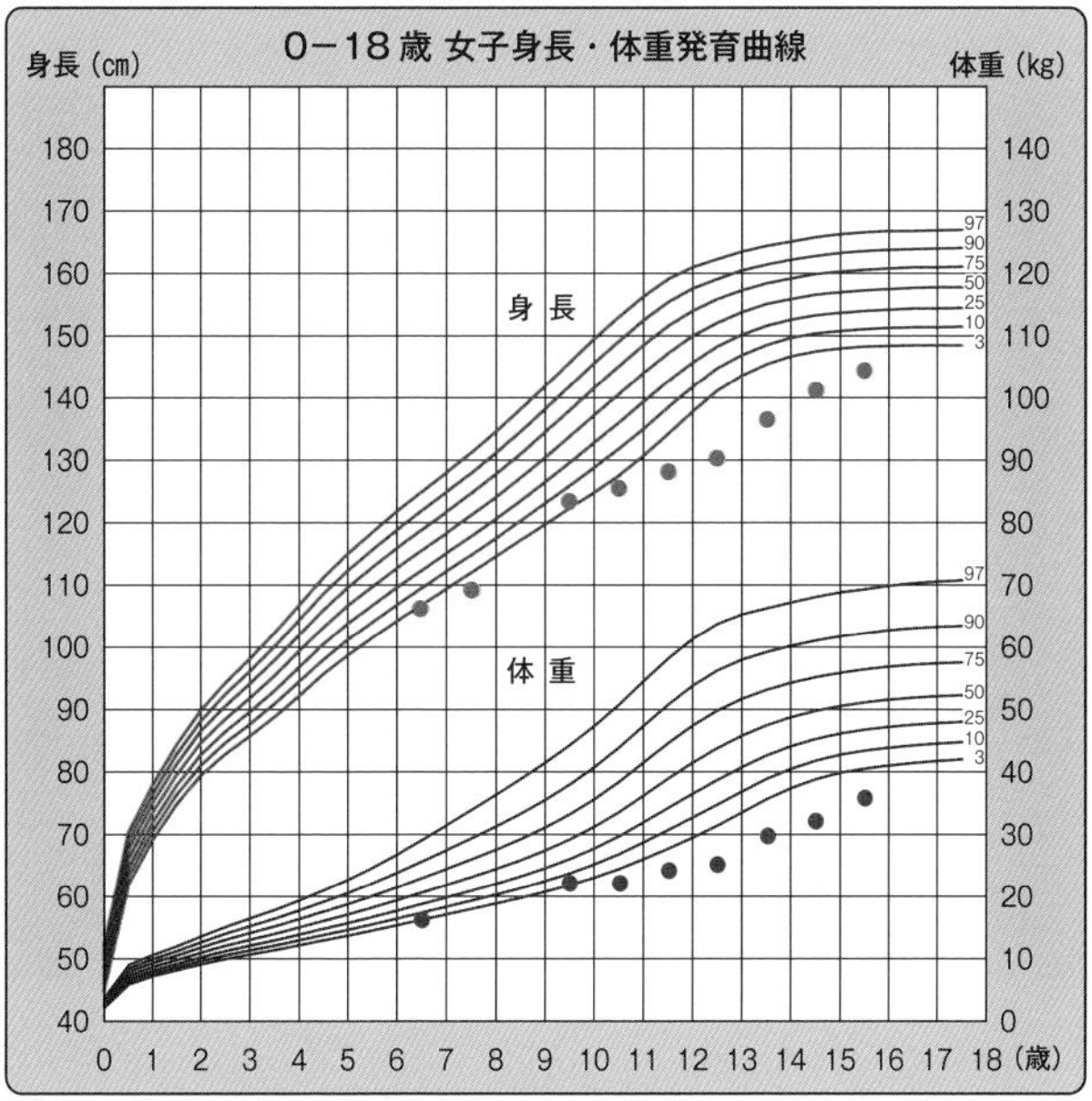

最初から小柄だったが、練習量が多過ぎて発育が遅延したものと推測される。

出典：宮木弘子、小林正子「新体操選手の身体発育の特徴──小学1年生からの縦断データの発育グラフによる事例検討──」日本成長学会雑誌19(1)：64-70, 2013.

パーセンタイルあたりまでしか届かないでしょう。もっと早く成長曲線を描いて、練習量を調節すべきだったといえます。

運動選手の場合、きちんとした指導者がついていれば、今では必ず成長曲線を作成して発育段階の把握をし、運動量が適切か、今どのような運動をすべきか、どのような運動をしてはいけないかなどを判断しています。

ただ、運動量に関しては親でも基本的な判断は可能ですから、ぜひ家でも成長曲線を描いてください。

そして、それまでのパーセンタイル基準曲線のレベルから外れて、身長や体重が下のほうに下がっていく場合は、運動量が多すぎると考えて、子どもが疲れていないか、食事の量が落ちていないかなどに注意し、

●筋トレで体重は増えたが身長が止まってしまった男子の例

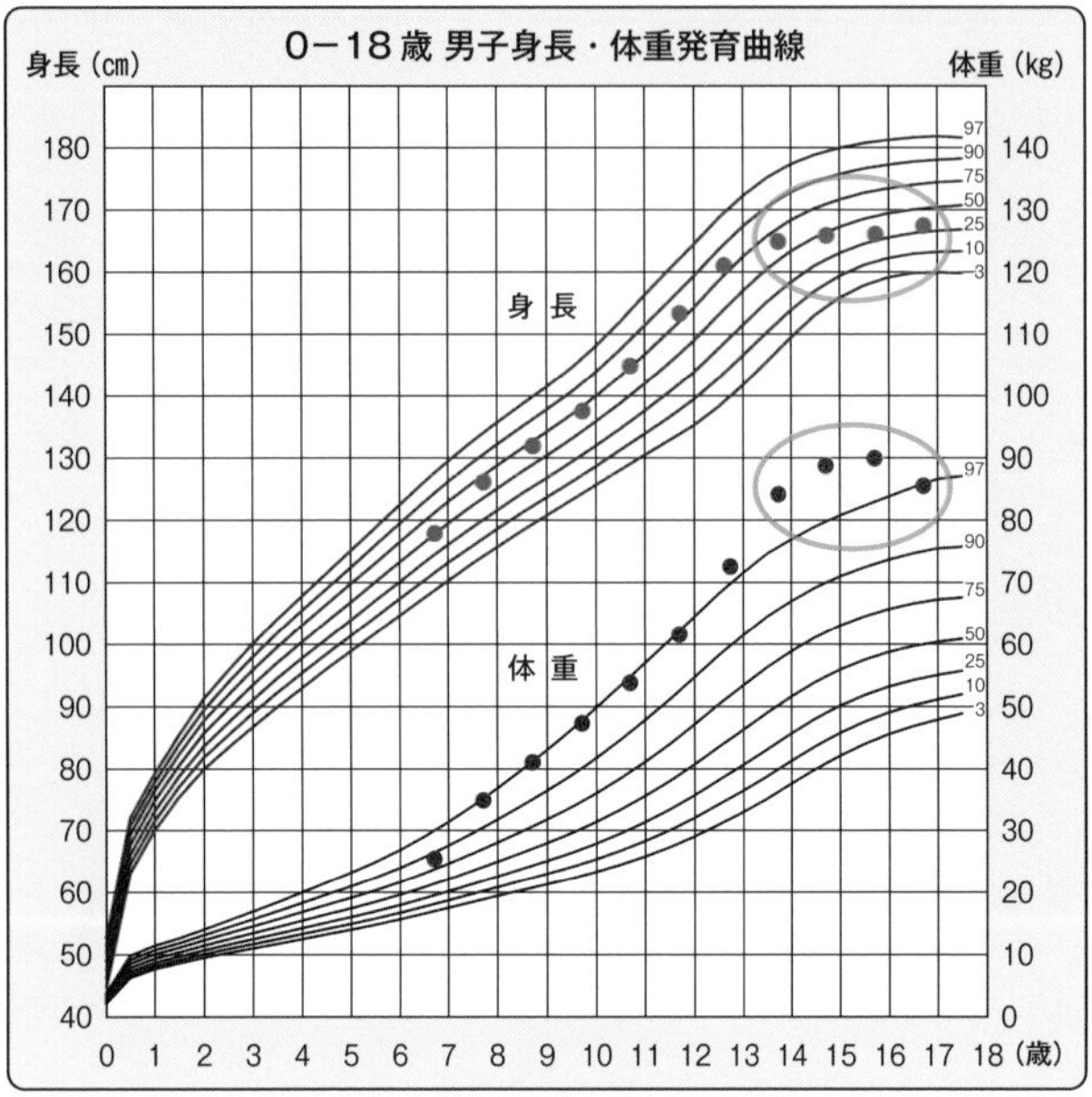

身長がよく伸びていた中学時代に、野球部に所属して自分でウエイトトレーニングを始めた。筋肉が増えて体重は増加したが、身長はストップしてしまった。骨が縦方向に伸びているときに過剰な力が加わると、身長の伸びが止まってしまう。

またお子さんとも話し合ってください。

上の図は、中学2年生から急に身長が止まってしまったという男子の例です。

この男子は、高校生になって毎日朝夕、学校の保健室に来ては身長を測ってため息をついていたそうで、ある時、養護教諭が、「そんなに身長が気になるなら、これまでの発育の様子をグラフに描いてみようか」と言って、小学1年生からの健康診断記録から、身長・体重を成長曲線上にプロットしたというのがこの図です（図はそれを描き直したもの）。

すると、なんとせっかく伸びてきた身長が、14歳の手前から、まるで急ブレーキがかかったように止まってしまっていることがわかりました。しかしそれに反して、体重は急激に増えています。

養護教諭は、「いったいこの時、何をしたの？」

と尋ねました。すると、筋肉を鍛えたいためにウエイトトレーニングを始めたということでした。

もともと筋肉質だったのか、体重は身長に比べて高いパーセンタイル基準でしたが、強くなりたい一心で、まだ身長が盛んに伸びている時期にウエイトトレーニングをして、それがおそらく「やり過ぎ」だったことから、骨に負荷をかけてしまい、身長がストップしてしまったようです。

●身長は「骨端線」で伸びていく

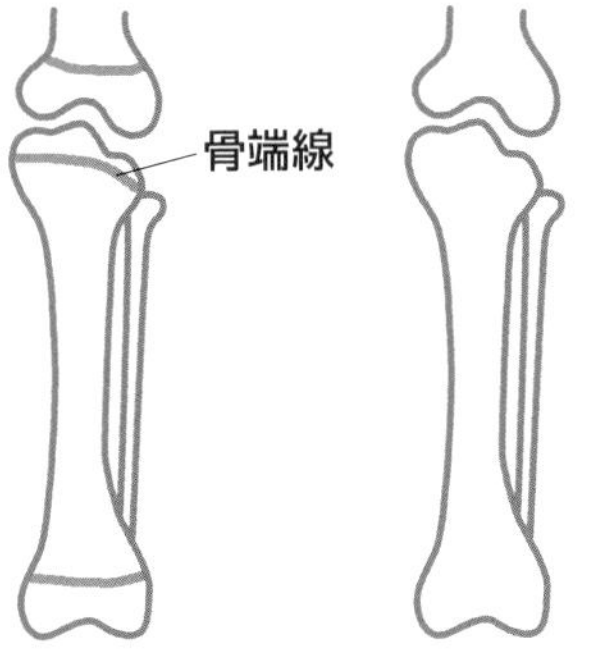

骨には骨端線と呼ばれる、骨が伸びていくために関節の少し下で細胞分裂する部分があり、ここが柔らかくなっています。そこに負荷をかけ続けると、伸びが止まってしまうのです。身長がどんどん伸びている、つまりスパートしている時期は、過度な負荷をかけてはいけないということなのです。

このように、とにかくやり過ぎは発育にマイナスですし、筋トレなどの時期を間違えると、せっかくの努力が報われない結果となってしまいます。身長は骨端線が閉じてしまったら大人の骨になってしまい、もう伸びは期待できません。

しかし、やり過ぎなければ、運動が身長にプラスに働くことは確かです。ただ、いつ、どのように運動を行うか、ということが問題なのです。

●足が長い大谷翔平選手

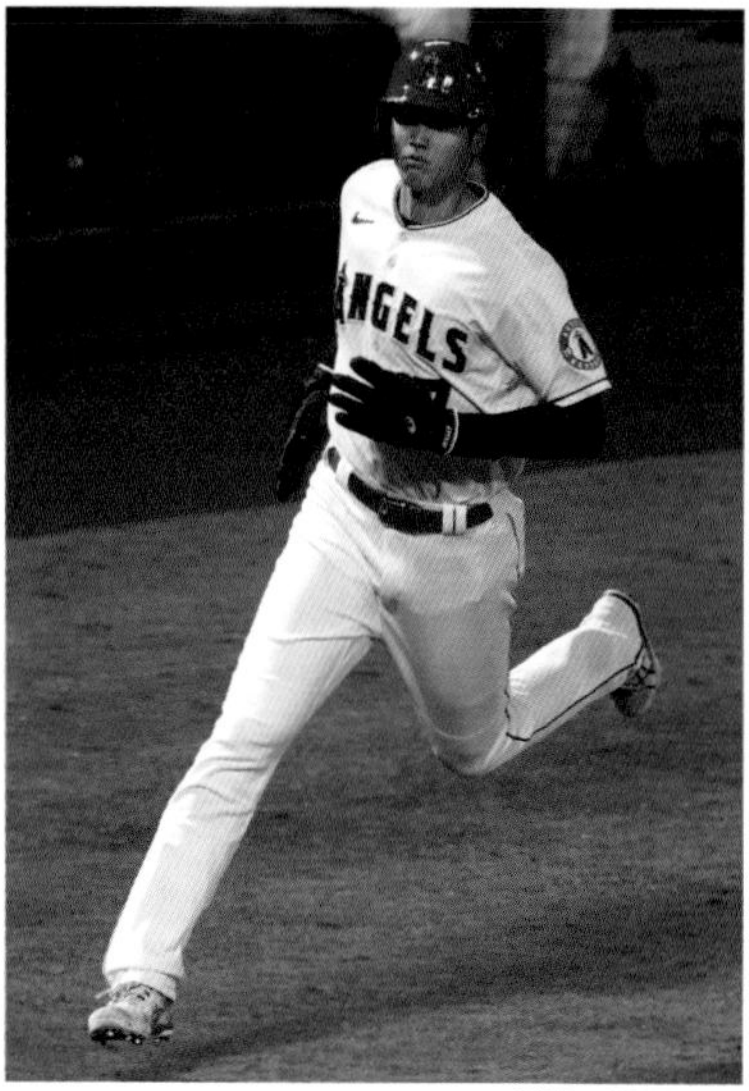

写真：AP/アフロ

今、プロ野球の日本ハムからアメリカ大リーグに移籍して活躍している大谷翔平選手は、高校時代にコーチから、「まだ骨が成長段階にある。1年夏までは野手として起用して、ゆっくり成長の階段を昇らせる」という方針を告げられ、そのおかげで身長は193センチまで伸び、さらに足も伸びたものと推察されます。成長段階を踏まえた対応のできるこのコーチは、本当に優れた指導者であると思います。

子どもの成長にそった正しい運動の基本とは

ヒトのからだは、ご存じのようにどの部分も均一に発育・発達するものではなく、器官や臓器によって、最も発達する時期としない時期など、明確な違いがあります。

これは1930年に、医学者で人類学者でもあったスキャモンが根気強い調査研究から見出したもので、20歳までの様子を図にしたものはスキャモンの発育曲線といわれ、今日でも多くの分野で活用されています。

スキャモンの発育曲線

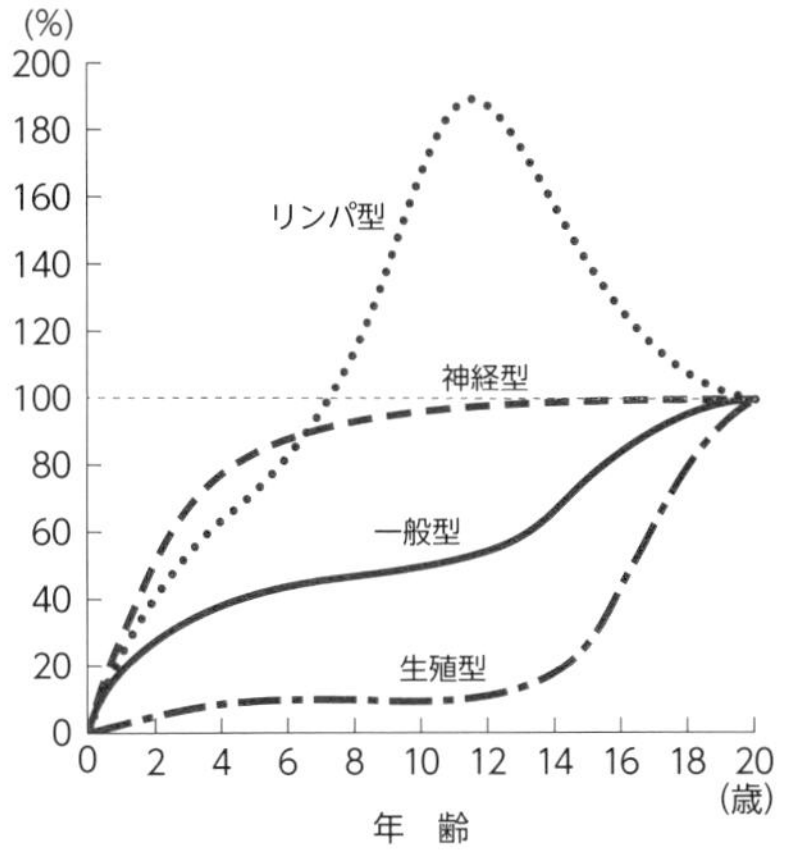

体力づくりはそれぞれ適切な時期に

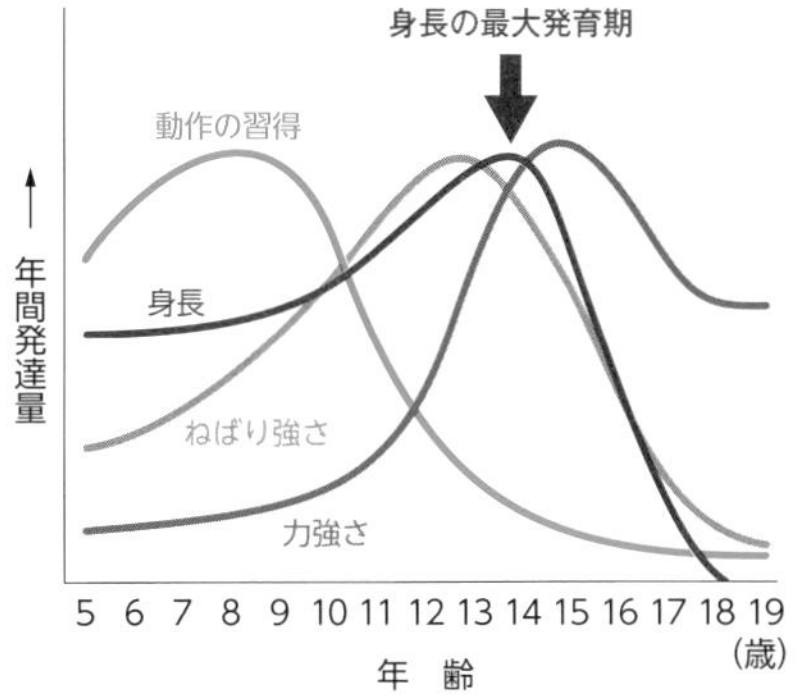

発達には「至適時」がある。最も効果の上がる時期に適切なはたらきかけをする。

スキャモンによると、ヒトの器官や機能の発育・発達は4つのパターンに分類できるということで、上の左側の図に示したように、神経型、一般型、リンパ型、生殖型と呼ばれています。

たとえば、神経型は生まれた直後から6歳頃までに成人したときの約80～90％の状態まで発達し、12歳頃には100％近くになります。この時期は、神経系の発達がめざましい年代で、さまざまな神経回路が形成されていく大切な時期になります。

神経系は、一度その回路が出来上がればなかなか消えません。自転車乗りを思い出してください。いったん乗れるようになれば、何年間乗らなくても、またすぐに乗れるようになりますね。

そこで、この時期に神経回路をより発達させるために、適度な刺激を与え、いろいろな動きを経験させることが非常に大切になります。それは「遊び」の中で培われることが多いことから、子どもを集団の保育の場に入れることは、発育発達の面からも意義のあることです。

学童期になると、一般型に含まれる身長・体重や呼吸器、消化器、腎臓などの臓器、筋肉や骨、血液量などが発育・発達します。そこで、持久力をつけるような運動を積極的に行うことが大切です。体育の指導書にも持久力の発達を促すことを目的とした内容が取り入れられています。

また、この時期にはリンパ型もめざましく発達します。リンパ型には、免疫力を向上させる扁桃やリンパ節等のリンパ組織が含まれますから、乾布摩擦をしたり、徐々に薄着をしたりするなど、からだを鍛えて免疫力を上げるのに効果的な時期といえます。

生殖型は生まれてからずっと眠ったようになって活動しませんが、思春期に一気に発育します。男児の陰茎・睾丸、女児の卵巣・子宮などの発育で、これによって、男性ホルモン、女性ホルモンなどの性ホルモンの分泌も盛んになり、からだの変化も顕著になっていきます。

そこで、こうした発育・発達のパターンを考慮した適切なはたらきかけが必要で、その基本が前ページ右側の図のようなものです。このとき、保護者が具体的にできることは、

発育・発達のパターンを考慮した適切なはたらきかけの基本

神経系の働きが盛んな幼児期に
身のこなしが上手になるよう
いろいろな運動動作を覚える

↓

学童期に入ってからは
からだが大きくなるので
持久力を鍛え免疫力をつける

↓

身長が最大に伸びた後に
筋力を鍛える

成長曲線から子どもがどの発育段階にあるかを確認することです。

とくに気をつけていただきたいことは、もし盛んに身長が伸びている思春期の時期であれば、前述の身長が突然ストップしてしまった例を示して、過度なトレーニングは避けるよう、お子さんに理由をよく説明することです。

身長の伸びがストップしてしまってからでは、取り返しがつきません。ウエイトトレーニングなどの筋力を増強させる運動は、身長の最大発育期を過ぎてからで十分間に合います。

初経の時期は成長曲線から予測できる

初経は女の子にとって重大な出来事です。家族も心配しますね。生理学的には女性としての成熟を意味するなどといいますが、順調な発育は喜ばしい半面、いつ来るかと不安にもなるでしょう。

この初経が予測できるとしたら、気持ちの準備ができますから大きな安心につながるはずです。

実は、初経がいつ来るのかは予測できるのです。占いのようにピッタリ何月何日、とい

身長スパートが標準の例

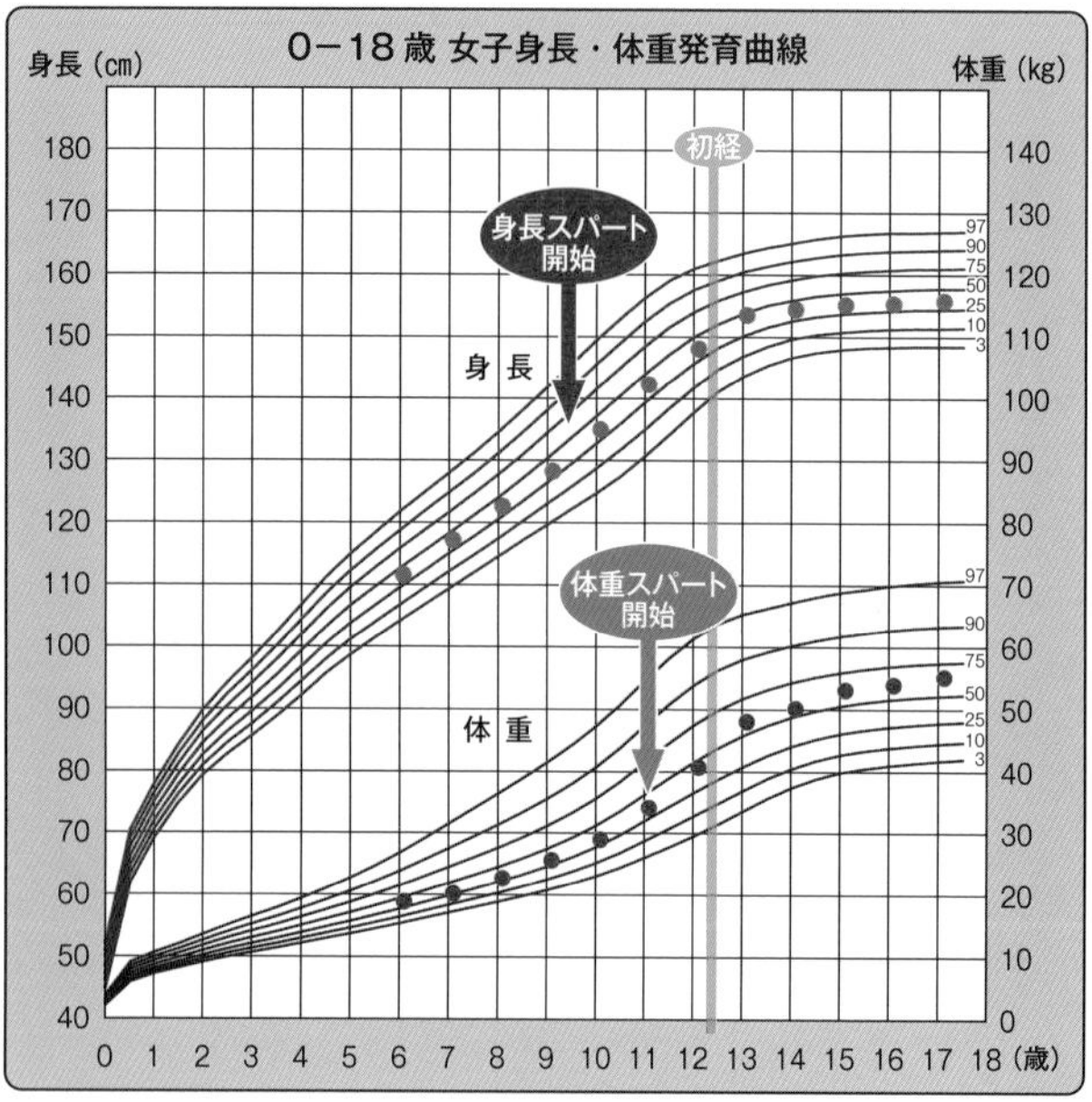

身長スパートはパーセンタイル基準曲線に大体沿って発育している。この場合、初経は身長スパートから2年半〜3年で発来する。

うものではありませんが、大体2年後とか2年半とか、あるいはまだまだ、あと3年以上とか。これも、成長曲線（発育グラフ）を描くことで可能になります。

身長スパートが標準の場合

上の図は、基準のパーセンタイル曲線に大体沿うように発育してきた女子の例です。この場合、標準的な身長・体重であれば、初経は緑線のあたりで発来します。身長スパート開始からほぼ2年半です。初経の予測には、身長スパートを見極めることが大切です。

女子の身長スパートは、左ページの図に示すように、50パーセンタイル付近では9歳半くらいに始まります。ただし、パーセンタイル基準曲線を見ればおわかりのように、高身長であればスパートは早く、低身長になるほどスパート

パーセンタイル基準曲線で見る身長・体重スパートの開始時点

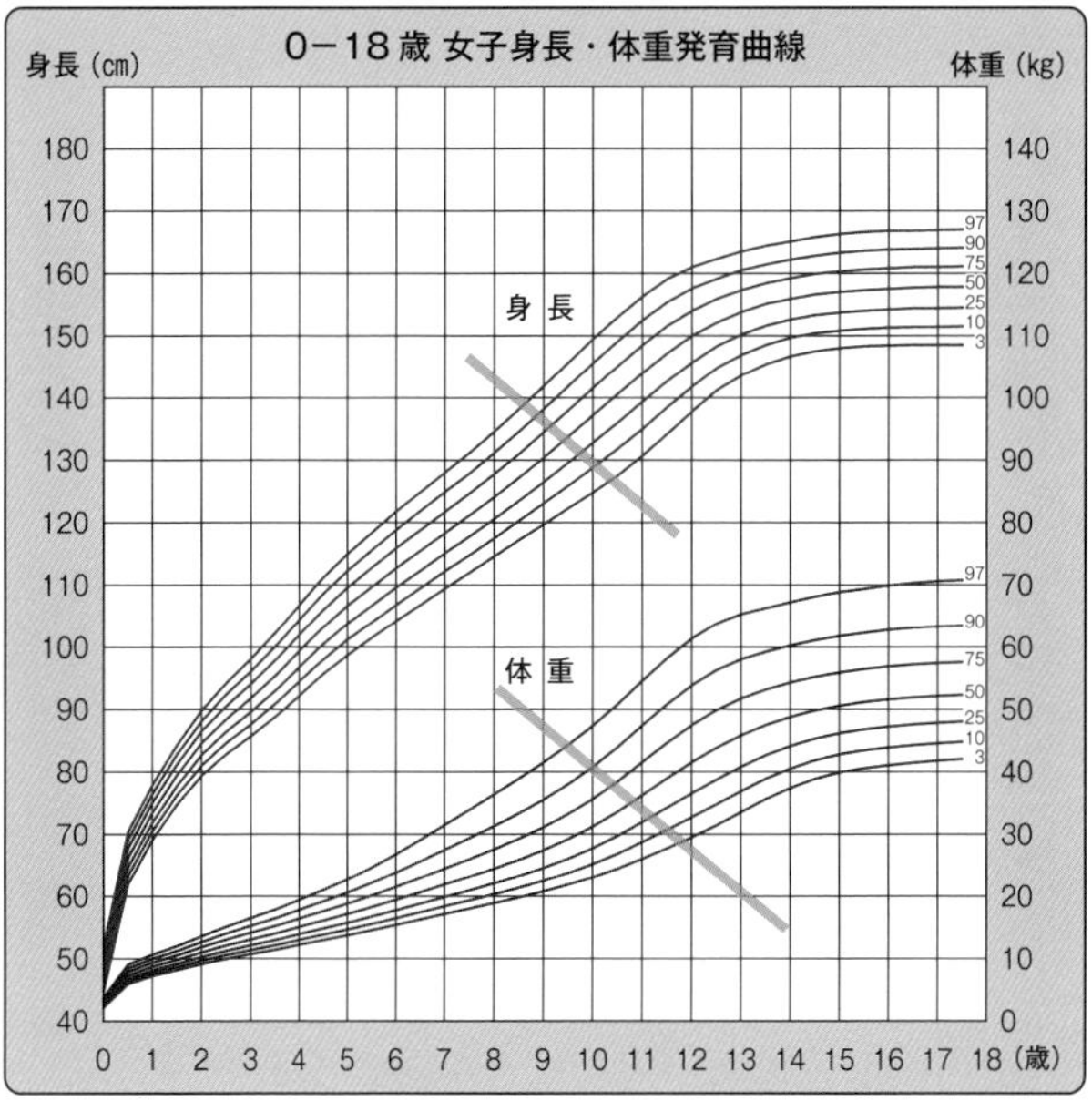

パーセンタイル基準曲線と緑線が交わるところがスパート開始時点。50パーセンタイル付近で発育していれば、ほぼ9歳半付近が身長スパート開始時点となる。身長（体重）が高いパーセンタイル値であればスパートは早く、低いパーセンタイル値であればスパートは遅くなる。
女子の場合、平均的には身長スパートのほうが体重スパートよりも1年程度早いが、実際には1割ほど例外がある。

の開始は遅くなります。

女子の基準曲線は身長スパートが少しわかりにくいのですが、一番上の97パーセンタイルでは大体8歳半～9歳、一番下の3パーセンタイルでは10歳半～11歳のあたりで曲線の角度が上向いています。それがスパート開始です。身長スパートの開始は、身長が高ければ早い年齢となり、低ければ遅い年齢となります。

ここで体重も考慮すると、より正確な初経発来時期の判断が可能になります。身長スパートの後、やがて体重もスパートしてやや体脂肪が増えてくると、からだの成熟度も増し、初経を迎えます。

身長の高低に関係なく、どれかのパーセンタイル基準曲線に沿って身長が伸びている場合は、身長スパートからほぼ2年半で初経が発来すると考えられますが、もし体重が非常に軽い場合

●身長スパートが標準より早い例

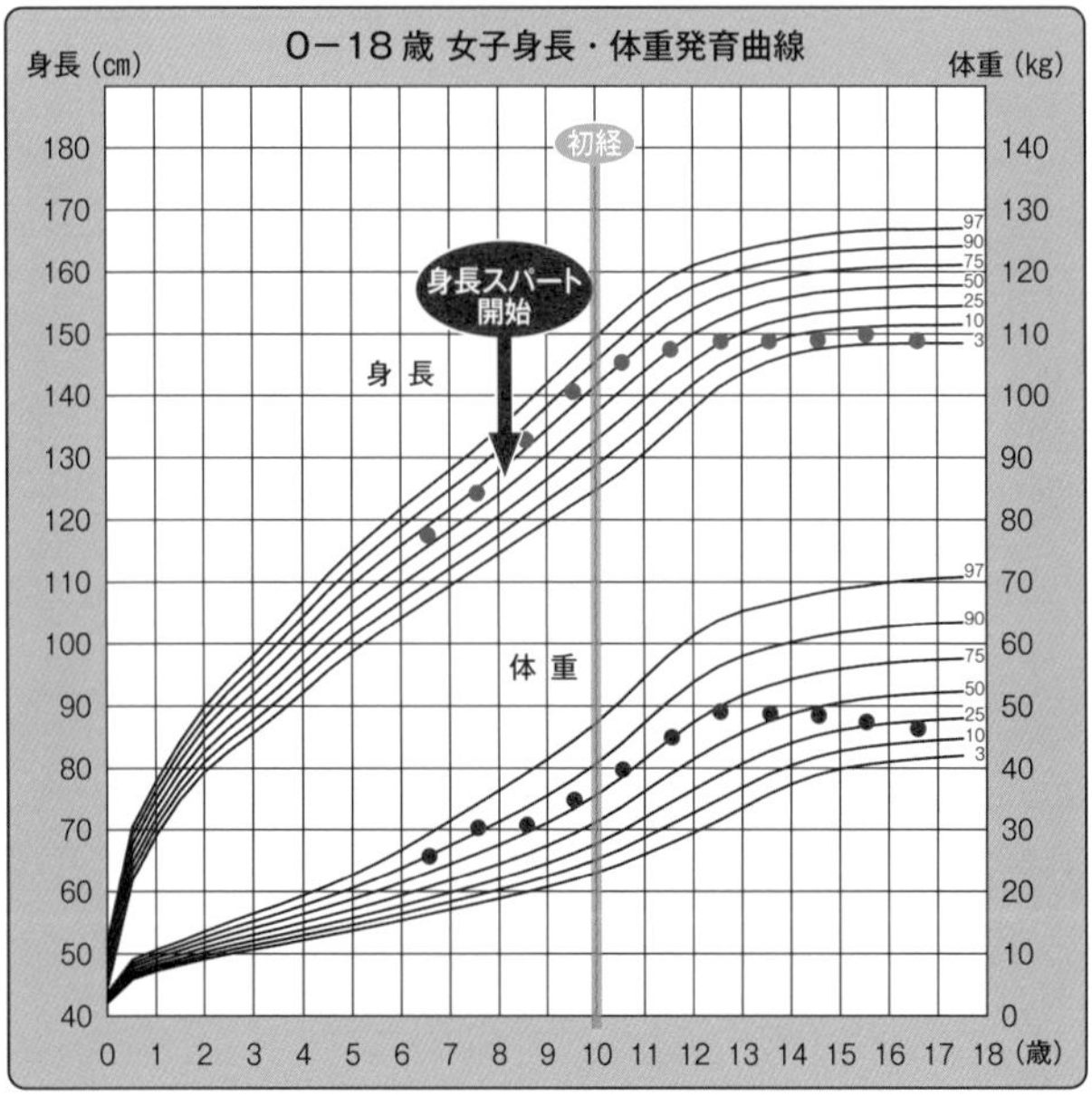

小学1年生のパーセンタイルレベルで発育していれば4年生（9歳過ぎ）頃が身長スパート開始となるが、2年生の半ばからスパートが開始して、その後2年ほどで初経を迎えた。このように身長のスパート開始が標準より早いと、1年半から2年程度で初経が発来する。ただし1割程度の例外もあり、ロングスパートをする場合もある。

は、初経まで少し時間がかかります。詳しくは123ページのQ&Aをご覧ください。

身長スパートに入ると、ぐんぐん身長が伸びます。外見からも自分自身でも、「足」が長くなってきたことに気づくでしょう。これが身長スパートの初期で、そのうち座高も伸びてきて、最大発育期を迎えます。

こうした期間には、初経は発来しません。しかし、やがて体重もスパートを開始すると、身長は徐々に伸びなくなります。「伸びがちょっと止まったかな？」と思い始めた頃が初経発来のポイントとなります。

●身長スパートが標準よりも早かった場合

上の図は、身長が小学2年生から3年生にかけてぐんと伸びてきた例です。2年生から身長スパートが始まるのは、標準よりもかなり早いといえます。

このような場合、ぐんぐん身長は伸びますが、そう長くは続かず、早い時期に止まってしまいます（もちろん例外もあります）。

もしお子さんが早い時期に、クラスの同級生を追い抜いてみるみる大きくなるような場合は、思春期早発症かもしれませんので、一応受診されることをお勧めします。

どんどん大きくなっているのは気持ちのいいもので、「なぜ受診しなければいけないの？」という面白くない気持ちになるかもしれません。しかし、大方の場合、早くから身長がパーセンタイル基準曲線をどんどん上へとのぼっていく場合は、早い時期に初経が発来して、その後身長が伸びなくなります。

右の図の例でも、身長は11歳でほぼストップしています。そして初経は、身長スパート開始から約2年後となっています。

身長スパート開始が早い場合は、初経までが1年半から2年という短い期間で発来する例が多くなっています。学校では初経教育をまだ行っていないこともありますので、成長曲線で早い時期に身長スパート開始がとらえられたなら、学校での指導を待たずにお子さんに初経について伝えるか、養護教諭に相談するなど、何らかの準備が必要です。

●身長スパートが標準より遅い例

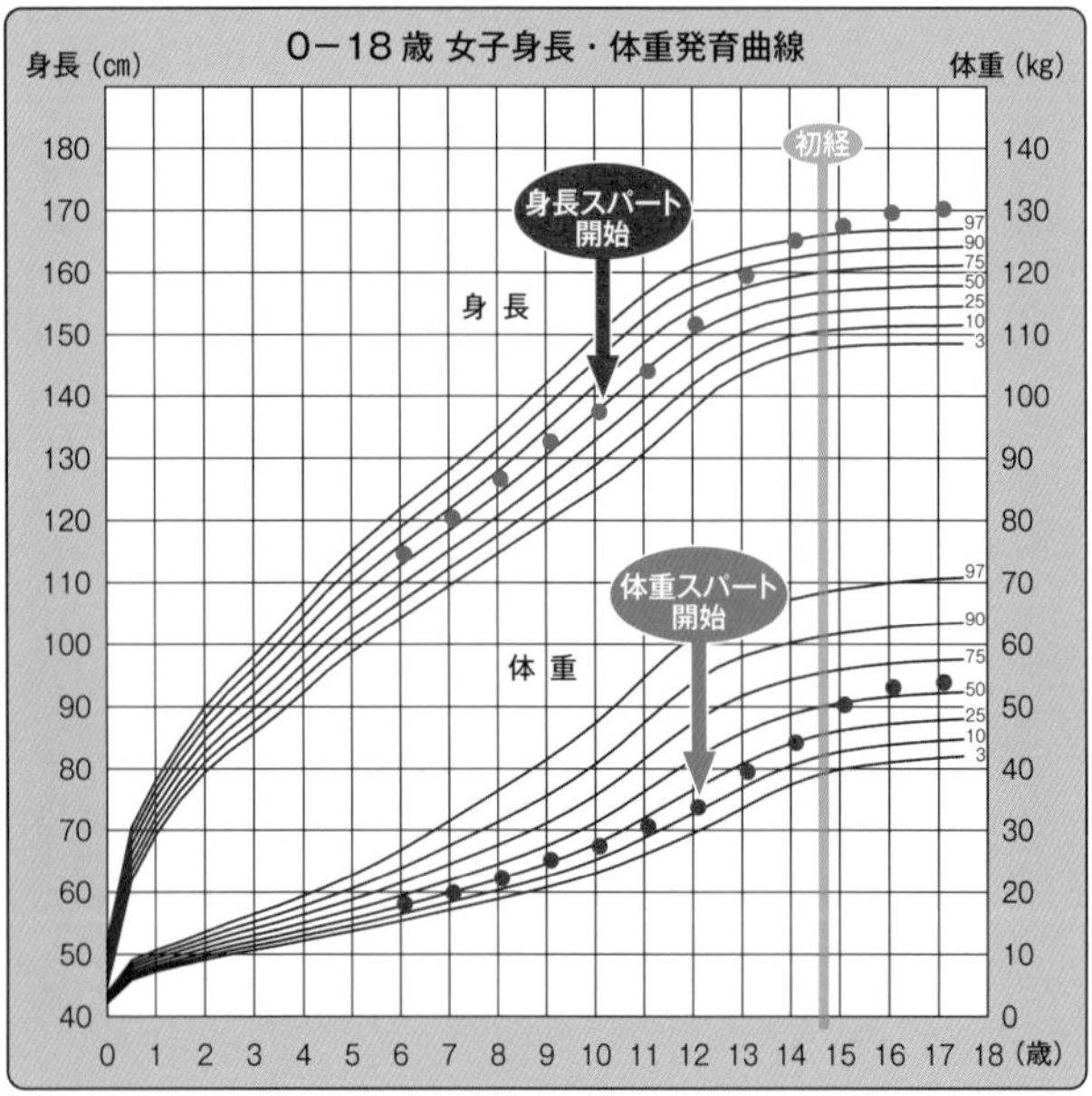

9歳から10歳にかけていったん身長の伸びがやや少なくなり、パーセンタイル基準曲線のレベルが少し下がってから、10歳付近でスパートが開始した。
その後、12歳から13歳にかけて最大発育がみられたが、身長が盛んに伸びている時期には初経は発来しない。やがて伸びが少し緩やかになった14歳過ぎに初経を迎えた。
このように身長スパート開始が標準より遅れると、初経までに3年以上かかることが多い。

●身長スパートが標準より遅かった場合

上の図は、身長が10歳あたりからスパートした例です。

10歳であれば、身長スパートの平均が約9・5歳ですから、そんなに遅いほうではないのですが、成長曲線をよく見ると、身長はいったん以前のパーセンタイル値より下がっています。これは運動をしている子によく見られるパターンで、運動にエネルギーを取られ、身長の伸びがこの時期にやや停滞するのです。

また、体重も少なめでスパート開始が遅くなっています。このような場合、初経がかなり遅くなります。

初経が同級生よりも遅いと、保護者や本人もちょっと気になりますね。しかし、成長曲線をきちんと描いていれば、身長がスパートしてから盛んに伸びているので、そのうち必ず来るだろう、くらいに思って差し支えありません。

実際、この例でもスパートから4年半ほど経って初経が発来しました。しかも、身長はまだ伸びています。こうした例もあるのです。

一般的に、身長スパートが遅かった場合は、初経の発来までも時間がかかります。大体3年以上ですが、なかには4～5年かかる場合もあります。

こうした状況を見極めるためにも、とにかく成長曲線を描くことが大切で、これを見れば過剰な心配をすることもなくなりますね。

身長や体重は心の状態を鏡のように正直に反映

心の健康状態が発育に影響を及ぼし、身長や体重の増加を止めてしまったり、体重が大きく増減する変動が見られたりすることは、〈PART3〉で述べました。次ページの図はその75ページの図の再掲ですが、このようにとくに体重が激しく変動している場合は、かなり大きなストレスがかかっていることが察知できます。

前述の通り、この女子は中高一貫校において中学1年から高校3年まで陰湿ないじめを受けていたことが後からわかりました。このように激しく体重が増減している場合は、最

●大きな体重変動が見られた例

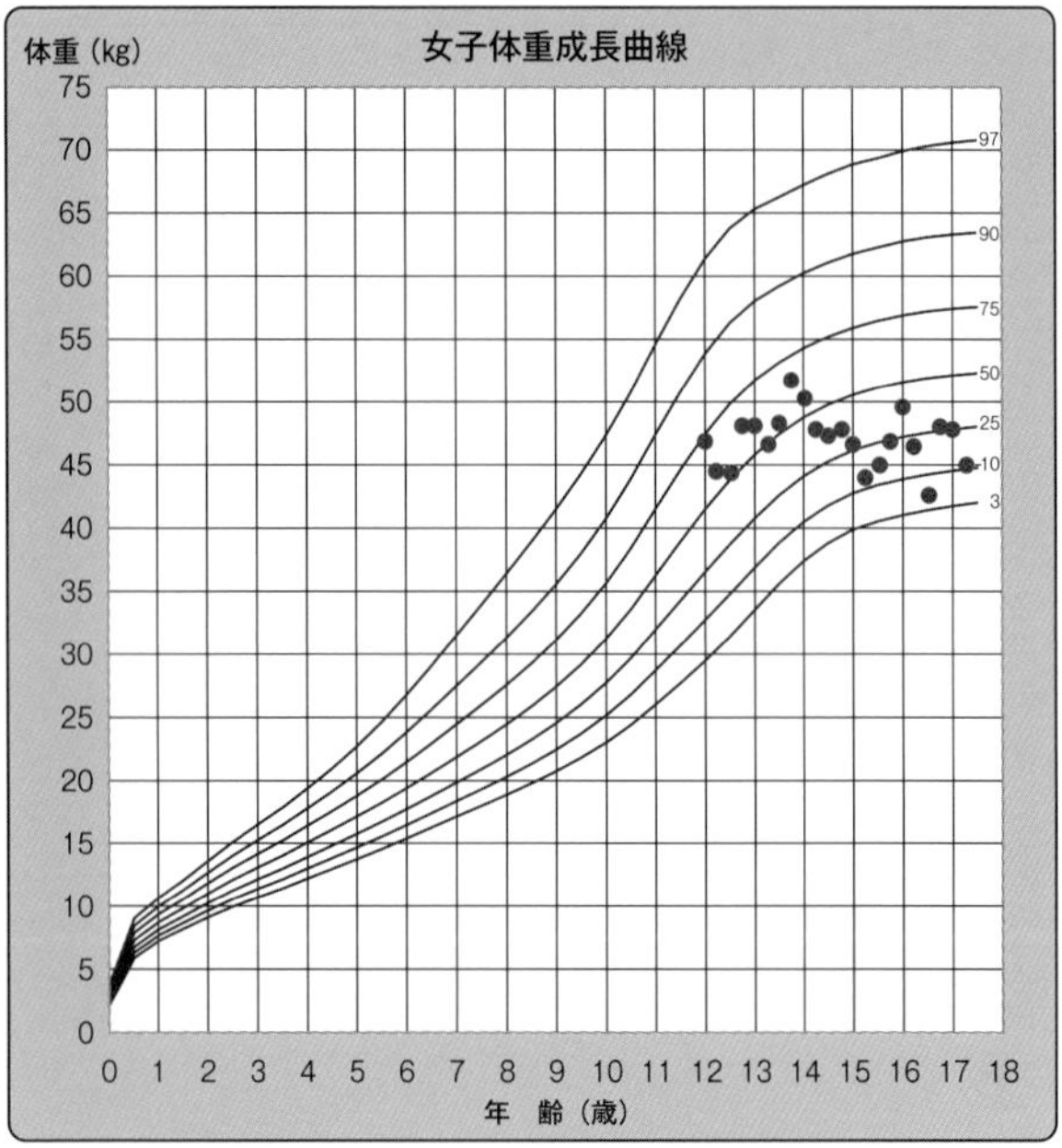

体重は「からだの総合量」といわれている。そのためからだの健康状態をいち早く把握できるが、さらに発育グラフを描くことで、心の健康状態も把握することができる。
この図のように変動が激しい場合は、背後に何かあることに気づき、問題を把握して支援につなげる糸口となる。

初はその原因が何かはわかりませんが、成長曲線を描くことで、必ず背景に「何かある」と気づくことができます。そこで、その原因を家庭や学校が協力して解明しなければなりません。

さらに注目したいのは、こうした心理的な影響は、小さい頃ほど発育に大きな影響をもたらすということです。

第二次世界大戦が終戦を迎えた直後のドイツの孤児院の話は有名です。

その孤児院には非常に厳格な厳しい院長先生（シスター）がいて、子どもたちはみんな身長が低くて痩せていたのだそうです。ところが、その院長先生がどこかに移って、次に院長先生として赴任してきた方は、とても慈悲深く優しいシスターでした。すると、子どもたちは見違えるように身長も伸び、体重も増えて大きくなったそうです。

これは、子どもたちが抑圧やおそれから解放されて、まだ十分に発育する力が残っていたために、「キャッチアップ」という追いつき現象が起こり、本来のあるべき体格に急激に追いついたということを示しています。そして、発育には心理的な影響がいかに大きいかも示しています。

愛情遮断性小人症という言葉を聞いたことがありますか？　自分が最も愛されたいと思っている保護者からの愛情が十分に注がれないと、身体的症状として発育遅延が起こることをいいます。

これはとくに小さな子どもに多く見られるのですが、逆に小さい頃から虐待などを受けていると、からだが危険を覚えて早く大きくなろうとして、発育が促進される現象も見られることがあります。心の状態が発育に及ぼす影響は実に複雑です。

心の状態を言葉や態度などから正確に把握することはなかなか困難ですが、からだは正直に心の状態を反映します。そのため、身体計測値を成長曲線として表すことで心の状態も推測できるのですから、子どもの心の健康をきちんと把握するためにも、成長曲線は不可欠なものといえます。

ここではもう少し一般的な話題として、家庭では見逃しがちな食事の形態が発育に及ぼす影響について考えてみましょう。

保護者は決して愛情がないわけではなく、いろいろ栄養については考えているのかもしれませんが、親も子どもも忙しく……というのはよくあることです。そうした環境の中で注意すべきことを挙げてみます。

食事はからだだけでなく心の栄養源にもなる

食事がからだの発育に重要であることは言うまでもないことですが、心の発育にも重要であることが近年、科学的にも明らかになっています。

楽しくない食事やさびしい食事、とくに「孤食」が続くと、栄養が偏るだけでなく、コミュニケーション不足から、子どもは社会性や協調性のない人間に育ってしまう恐れのあることが指摘されているのです。

最近は、両親の共働きや核家族、シングルマザー・シングルファーザーなど家族の多様化により、家族そろって食事をする機会が少なくなっています。食事の時間を大事にすべきという気持ちはあるものの、なかなか家族の時間が合わず、そろって食事をすることが難しくなっているのが現状でしょう。

しかし、何かしら工夫をして、1週間に1回でも家族そろって食事をする時間をつくることは、子どもの教育にとっても、そして発育にとっても大変重要です。その大切な時間

「キレる」子は食事の摂り方に問題あり

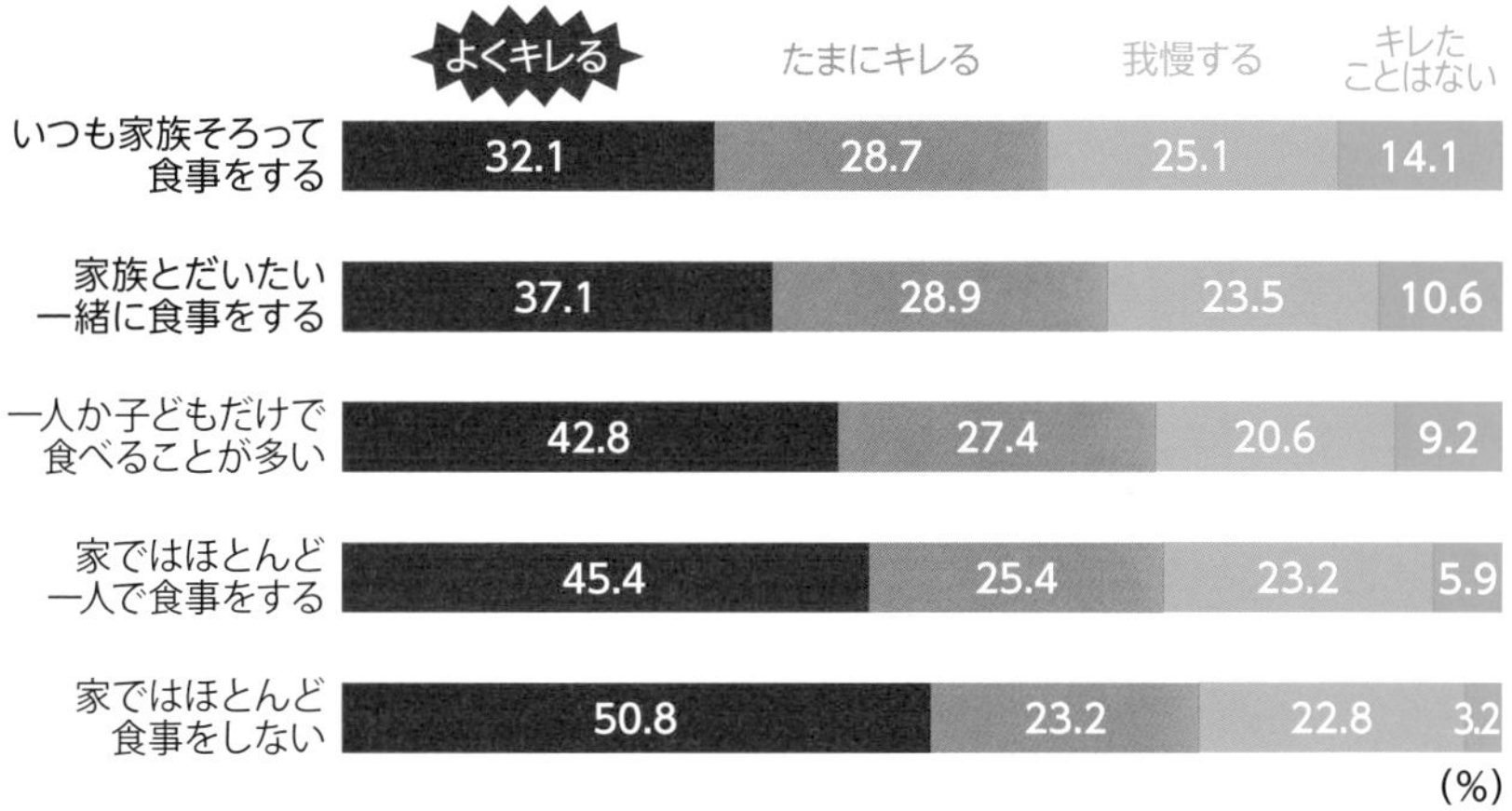

中高生へのアンケート調査から、「よくキレる」と回答した生徒は、家で一人で食事をする、家ではほとんど食事をしない、という割合が高くなっていた。

をないがしろにすると、子どもの心身の発育にマイナスの影響を及ぼすことになります。

２０００年代初めに、「キレる」という言葉が日常化した時代がありました。そのとき筆者が行った研究では、中高生のキレる状態は、食事形態と関連があるという結果が得られています。

すなわち、上の図に示すように、「いつも家族そろって食事をする」グループに比べて、「家ではほとんど一人で食事をする」や「家ではほとんど食事をしない」というグループのほうがキレやすいことが示されたのです。

その後、食育が促進されるようになり、「早寝、早起き、朝ごはん」運動も展開されて、食への関心は高まっているように見えます。しかし、こうした声が全く届かない家庭もあり、朝ごはんも夕ごはんも一人で食べ、家族との会話もろくにない子どもたちがいるのです。

そうした子どもたちは、早く大人になろうとするかのように、早熟傾向が見られます。また、心のさびしさを埋めようとするためか、性行動開始年齢も早いという報告がありま す。

左に示したのは、早熟傾向の見られた中学生女子の発育の図です。上の図の例では、思春期に起こる身長スパートが標準より早く小学3年生頃に開始してしまい、どんどん身長が高くなったものの、小学6年生には止まっています。また、その後は体重の変動も大きくなっています。

同じようなパターンが、下の図の例にも見られます。こちらは高校生女子ですが、体重も正常な発育とはいえません。

こうしてグラフに表すことにより、からだの発育経過や健康状態がわかり、体重の変動から心の健康状態までも推察できるのです。

体重が大きく変動したり、長期間増えなかったりするならば、その子どもの様子をよく見る必要があります。身長が早くスパートするのは「思春期早発症」という病気の場合もありますが、こうした早熟型発育を示す子どもの中には、「早く大人になりたい願望」の強い子どもがいて、学校でもいろいろと問題行動が多い場合があります。

体重に異常が見られる場合は、何かトラブルはないか、食事の仕方に問題はないかなど、踏み込んで考えることが必要です。そして、ゆっくり話を聞くことが大切ですが、もし保

●早熟傾向が見られた女子の身長と体重の変化

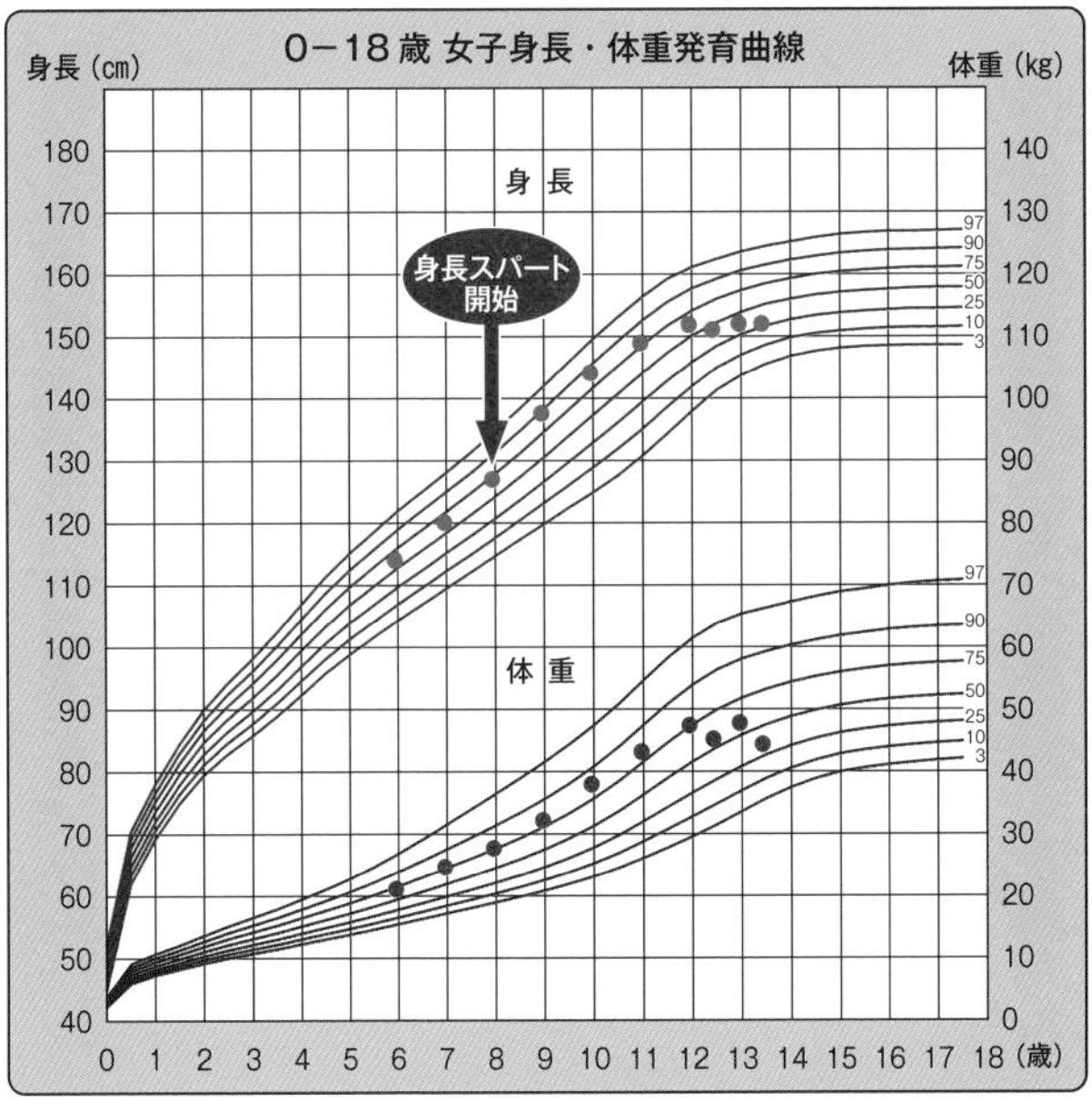

小学3年生で大きな身長スパートがあり、6年生で身長の伸びがストップした。中学入学後から問題行動がみられ、体重の変動も大きくなった。
ゆっくり話を聞くと、これまでに友人関係でいろいろ悩みがあったことが判明した。

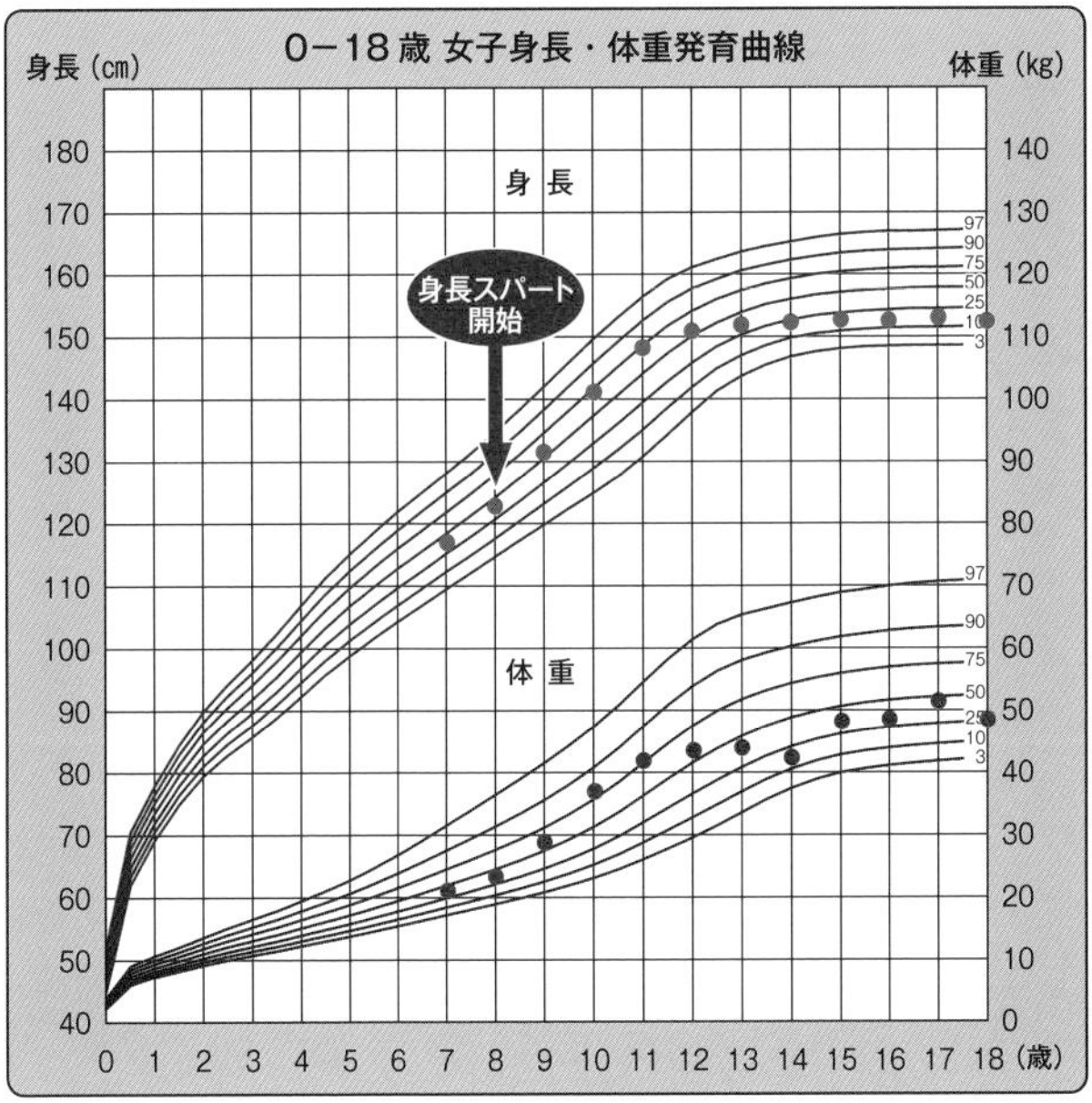

小学2年生から身長スパートが開始、6年生で身長の伸びがストップ。その頃からダイエットをして体重が停滞した。
家庭の問題もあり、中学、高校と養護教諭やカウンセラーの支援を受けた。

護者が直接では難しい場合は、学校の養護教諭またはカウンセラーなどの助けを借りるなど、支援を得ることも考えてよいと思います。

孤食は不定愁訴や体重の減少にも影響する

高校生1262名（男子662名、女子600名）を対象に、2016年度に日常の食事状況について調査したところ、孤食をしている人が654人でした。このうち、朝ごはんのみ孤食が450名（68・9％）、夕ごはんのみ孤食が39名（6・0％）、朝夕ともに孤食が165名（25・2％）で、学年が上がると朝夕孤食の割合が増えていることがわかりました。

さらに、孤食と不定愁訴との関連について調べたところ、表のような結果になりました。この表の見方は、＊のついているところが孤食でないグループよりも割合が高かった項目で、＊の数が多いのは孤食でないグループとの差が大きいことを示しています。

この結果を見ると、朝のみ孤食の人は、夕のみ孤食の人より不定愁訴が多いことがわかりますが、朝夕どちらも孤食の場合は、なんとすべての項目が孤食でない人に比べて不定愁訴の割合が高くなっていました。

●孤食と不定愁訴、発育グラフの所見に関連が見られた

	不定愁訴							発育グラフ所見
	頭が重い	体がだるい	目が疲れる	顔色が悪い	食欲がない	イライラする	キレたりする	体重減少
朝のみ孤食(450名)			関連あり *	関連あり *	関連あり *		関連あり *	強い関連あり **
夕のみ孤食(39名)			強い関連あり **		関連あり *			
朝夕孤食(165名)	関連あり *	強い関連あり **	強い関連あり **	関連あり *	強い関連あり **	強い関連あり **	強い関連あり **	強い関連あり **

＊ $p<0.05$　＊＊ $p<0.01$

朝夕孤食の高校生は、1262名中165名で全体の13.1%。不定愁訴の全ての項目と関連が見られた。さらに、発育グラフにも体重減少が認められ、孤食が心身の健康に影響を及ぼしていることが推察された。

また、発育との関連を見るために、生徒一人ひとりの小学1年生から高校3年生までの身長・体重をグラフに表したところ、表の右の欄のように体重減少が朝と朝夕孤食者に多く見られました。

高校生の女子は、体重を気にしてダイエットなどをすることがありますが、その傾向は孤食でないグループにも見受けられます。しかし、そうした人たちが含まれるグループと比較しても、やはり孤食の人たちは、体重に影響が出る割合が高いということになります。

一人で食事をすると、早食いになったり、考えごとをしたりテレビを見たりして味わうことなしに食べてしまったりなど、食事に気持ちが入らないこともあり、その文字が表す通り、孤独で気持ちが晴れないものです。

また栄養面でも、好きなものばかり食べていても誰も注意しないなどで、体調不良を起こしやすくな

ることも想像できます。

できるだけこうした状況を作らないよう、たとえ週1回でもよいので、親が一緒に食べるとか、きょうだい同士で食べるなど、一人ではない食事の時間を持つことが必要だと思います。

Q 身長の高低で初経の時期がわかりますか？

A

パーセンタイル基準曲線に沿って発育している場合は、身長が高いほうが低いほうより初経が早い傾向はあります。しかし、初経はからだの成熟を示すものですから、体重も大切な要素となります。

ＢＭＩは身長と体重から求めます（ＢＭＩ＝体重kg÷［身長ｍ×身長ｍ］）が、このＢＭＩが17・５くらいにならないと、初経は発来しないのが普通です。たとえば、低身長であっても体重が多く肥満傾向であれば発来が早くなります。逆に、高身長であっても体重が少なく、ＢＭＩが低い場合は、初経発来は遅くなります。

ですので、初経の発来を予測するには、基準の成長曲線上に発育状態をグラフとして表すことが大切です。そして、現在の身長と体重からＢＭＩを求めてみれば、大体の見当をつけることができます。

中学生になってもしばらく初経がみられない場合は、ほとんどが身長スパート開始が遅くて初経まで長くかかるケースか、体重が少なくてＢＭＩが低いケースです。まずは成長曲線を描いてみましょう。

Q
運動をやっていると初経が早い遅いなどの傾向はありますか?

A

大いにあります。

女子の小学生時代の運動は、ある程度身長の発育を抑える傾向があります。すなわち、運動にエネルギーを取られて、身長の伸びが少し悪くなり、クラスメートに追い抜かれたりすることもあります。もしやり過ぎであれば身長の伸びが非常に悪くなるので、運動の仕方を考えないといけません。

それほどではなく、パーセンタイル基準曲線を一つ分落とすくらいの場合は、身長のスパート開始が遅れ、その分、初経が遅くなります。また、身長スパートが遅いと初経までに時間がかかりますから、その間身長は伸び続けます。結果的に、以前のパーセンタイルレベルより上のレベルになり、身長は高くなります。

ただしこれは、「心身が健康であれば」という条件が伴うことは言うまでもありません。

COLUMN

子どものBMIは22が標準ではない

ＢＭＩの標準値は、22だと思っていませんか？　これは成人の標準値で、子どもでは全く違います。

ＢＭＩは、６歳くらいでは15か16が標準です。年齢が上がるにつれて標準値も上がっていき、20歳を過ぎてようやく22になります。つまり、年齢によって標準値が異なるということなのです。

では体型が標準かどうかをＢＭＩでどのように判定するかというと、次ページに掲げたＢＭＩパーセンタイル曲線を用います。

たとえば、12歳女子で身長１５０センチ、体重40・５キロの場合、ＢＭＩは体重（kg）を身長（m）の２乗で割った値ですから、

BMI = 40.5 ÷（1.5 × 1.5）= 18

となります。

ここで、「えっ、ＢＭＩが18・５未満だと「やせ」なのでは？」と思ってはなりません。ＢＭＩパーセンタイル曲線を見るのです。

BMIパーセンタイル基準曲線（女子）

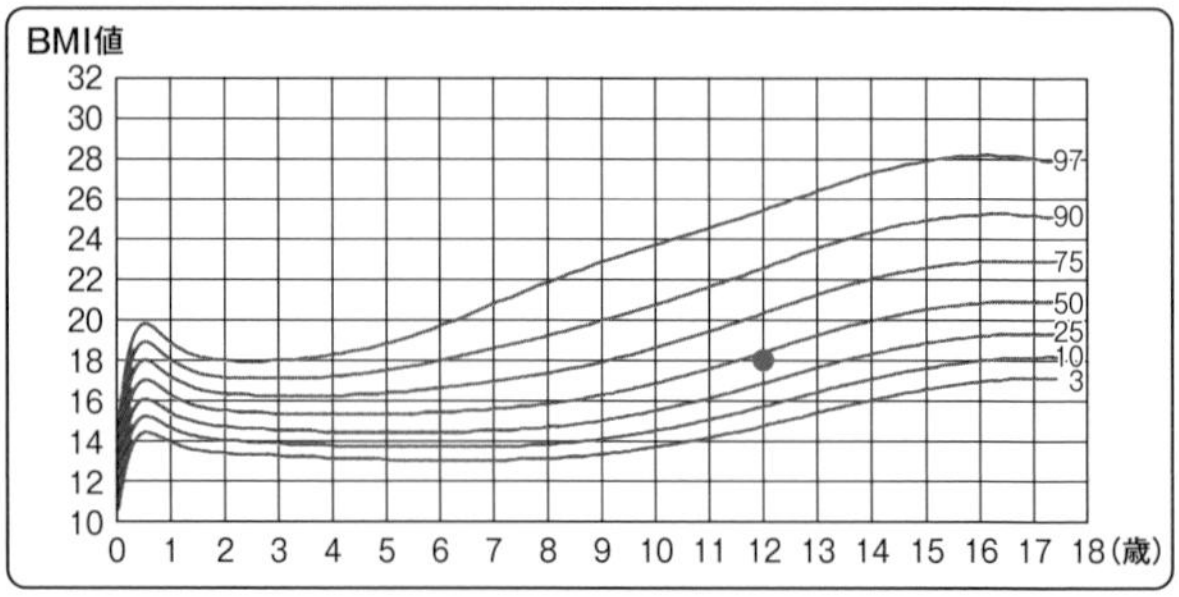

12歳では、ＢＭＩが18というのは、図で青い●をつけたちょうど50パーセンタイルの曲線に近いところにありますね。したがって、この12歳女子のＢＭＩは「標準」ということになります。

ただし、ＢＭＩを計算して、いちいちパーセンタイル曲線を見るのは面倒です。そのため、日本の学校では「肥満度」という指標を導入しています。

世界的にみると、日本のように毎年、身長・体重を測定して標準体重を求めるような国はほとんどないので、ＢＭＩパーセンタイル曲線を使用しているというわけなのです。

ＢＭＩを子どもに使うときには、大人とは基準値が違うので注意が必要です。

PART 5

子どものライフステージ別「はたらきかけ」のポイント

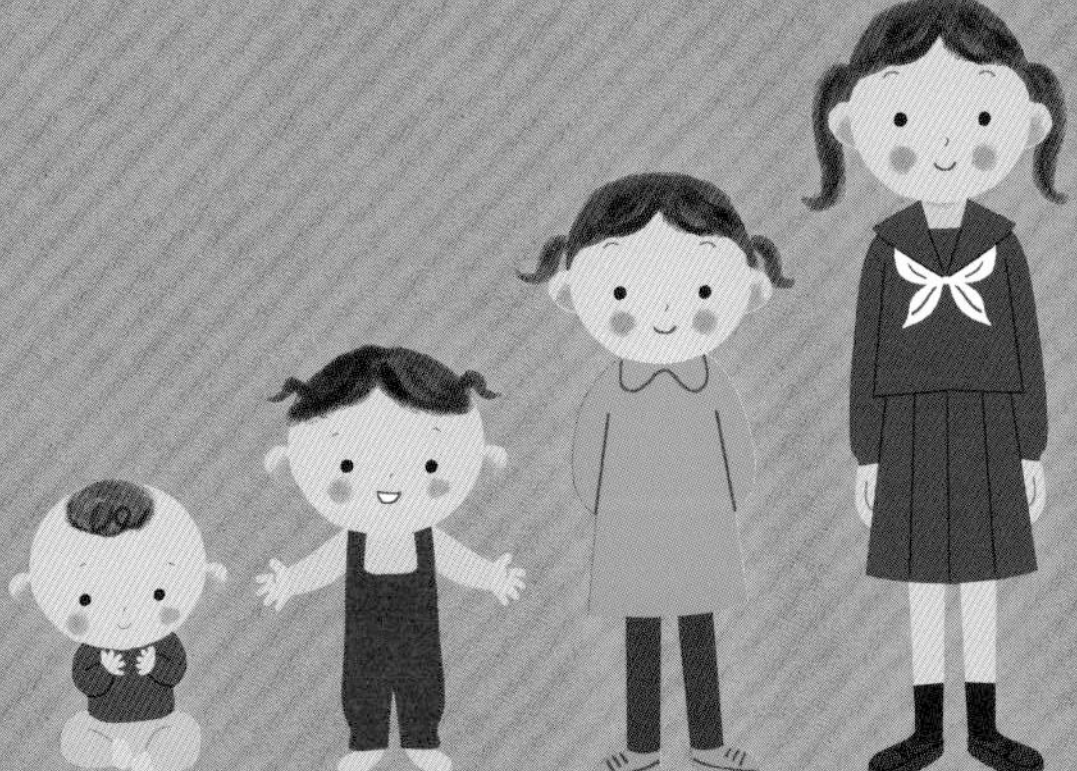

子どものライフステージに合わせて適切なはたらきかけを

子どもの心身の成長にはさまざまな要因がかかわっています。栄養・運動・睡眠は大きな要因ですが、そのほかに遺伝的要因、社会環境要因、精神的要因など、考えれば子どもを取り巻くすべてのものごとが成長に影響を与えると言っても過言ではありません。

しかし、そうしたさまざまな要因を単に恐れたり諦めたりする必要はありません。よりよい生活習慣を確立することで、成長を阻害する多くの要因から子どもを守ることができます。そして、子どもが正常に発育しているかどうかは成長曲線から確かめることができます。

そこで本書の締めくくりに、これまで述べてきたことを、子どものライフステージ別に見てみましょう。

子育て中のお母さんは、「あら、もうこの段階は過ぎてしまった！」「手遅れでは？」と心配されるかもしれません。でも、そう簡単に諦めてはいけません。お子さんの発育がまだ止まっていなければ（正確に言うと骨端線が閉じていなければ）、今日からでも正しいはたらきかけをすることで、取り戻せるものもあるのです。

また、よい生活習慣を子どものうちにきちんと身につけることは、これから先の長い一生にとって、決してマイナスになることはありません。できることから、また気づいた発育段階から実践していけばよいのです。

からだの発育発達と精神の発達には密接な関連があります。

発達心理学者のエリクソン（1902〜94）は、人間の一生を8段階に分けて、それぞれの段階で解決しなくてはならない固有の発達課題があると考えました。その発達課題を達成することにより、はじめて次の段階に進んでいくことができるということで、子どもが成長し、さらに成熟した大人への歩みを進めるうえで、達成すべき必要不可欠の課題です。

つまり、人間の成長は前の段階の発達課題を達成することなしに、突然次の段階の発達課題を達成することはできない、ということなのです。これは、からだの発育発達が一つひとつ段階を経て成し遂げられていくことと同じです。

そこで、からだと精神の発達の関連性について、思春期までの発達段階（ライフステージ）とそれぞれの課題を、131ページの表に示しました。また、次ページ以降に各ライフステージのはたらきかけのポイントと、心身の発達課題について解説を加えました。

【新生児期・乳児期】——信頼感・安心感を育む大切な時間

●初乳を飲ませましょう

出生から4週間までの期間を新生児期といいます。初めての赤ちゃんだった場合、今までに経験したことのない大変さと、この子を守っていかなければならないという責任感で、この時期はとても長く感じることでしょう。

新生児期で大切なことは、まず生まれてからの最初の授乳をきちっと行うことです。これは時間的な意味ではなく、しっかり飲ませるという意味で大切です。最初に出るお乳は初乳といって、とても栄養分に富んでおり、さらに免疫においても大切な成分を含んでいます。

パンダの赤ちゃんが標準より小さい60グラム程度で生まれたとき、スポイトで母親パンダの初乳を飲ませたら、奇跡的に助かって成長できたという事実もあるくらいです。初乳はパンダだけでなく、人間にとっても非常に大切です。お乳が出ないという方も、絞ればタラリくらいは出るものです。どうかぜひとも飲ませてください。

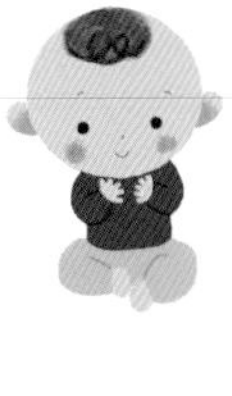

●からだの発育と精神発達の関係

	からだの発達段階と発達課題	精神の発達段階と発達課題
乳児期（0〜1歳）	誕生：何もできない状態で生まれる 泣くこと、乳を吸うことのみ 他の動物よりも不完全な状態で生まれる 「生理的早産」（ポルトマン） 反射：原始的な反射から高度な反射へ 脊髄レベルから中脳、視床、大脳皮質 随意運動 神経系の発達がめざましい 身体中心部から末梢へ　五感の発達 1歳で身長は誕生時の1.5倍、体重3倍強	何もできない状態で生まれることに意味がある ⇒ヒトから人間へ 乳を吸う……満足感 泣く…………さまざまな違和感の解消 安心感、満足感を得る 生理的充足感から精神的充足感へ 深い信頼感を感じ取る **発達課題「基本的信頼感」** 次第に世界が広がる→精神発達を促進 「人みしり」は特定の人間に対する愛着から
幼児前期（1〜3歳）	**発達課題** **歩くこと**（直立歩行） **話すこと**（1語文から2語文、多語文へ） 基礎代謝の増加 神経と筋の連携 ⇒ 排泄のコントロール 後戻りの時期もある （発育発達は一直線に進まない）	世界が大きく広がる 行動の自由 コミュニケーションの自由 情緒の分化 ⇒ 自分の欲求を抑える 感情のコントロール（少し） **発達課題「自律性」** （ただし、しつけは一直線に進まない）
幼児後期（3〜6歳）	運動機能の発達 **基本的動作の獲得・上達** 走る・跳ぶ・蹴る・投げる・打つ・受ける・滑る・泳ぐ……などさまざまな動作を獲得 この時期に経験させると覚えが速い 遊びを通しての身体発達	第一反抗期……「いや」が多くなる 母親に対する基本的信頼感に基づいて現れる →「自分は母親から分離した個別の存在」 という感覚……分離──個体化 冒険心、探求心、進取の気性 ⇒ 知的欲求 「これは何？」「どうして？」を頻発 **発達課題「自発性」（積極性）**
学童期（6〜12歳）	呼吸・循環器系の発達 基本的動作の組み合わせから **いろいろな運動**が可能になる **持久力**を伸ばす **性差・個人差**が目立つようになる 早熟・晩熟の発育型、運動の得手不得手 学習能力の差 女子は小学生の中・後半あたりから **第二次性徴**の開始 初経発来もある（ただし個人差が大きい）	社会化（ソーシャリゼーション）の開始 主観的思考のみでなく客観的思考が可能に 仲間が増える→競争相手の出現 自分との比較を通して、 尊敬や怖れなどの感情を経験 **発達課題「勤勉性」** **「有能感」** **自分には（頑張れば）何か** **できる力がある、という感覚**
思春期（12歳前後から）	第二次性徴の完成 内分泌系（性ホルモン機能）の急激な発達 女子：体脂肪の増加 男子：筋肉の発達 健康なからだをつくり、 生涯にわたる健康づくりを考える力を養う	第二反抗期……第二の分離──個体化 性衝動、両価性（アンビバレンス） 今までの価値観を問い直す （自分は何者か？　何を目指すのか？） 心の思春期は長く続く **発達課題「アイデンティティの獲得」** **人生最大の発達課題（エリクソン）**

●心を込めて育児を

新生児期に続く生後1年までを、乳児期といいます。

母乳やミルクの飲みが悪い、あるいは飲みすぎるなど、この時期は些細なことでも不安になりがちです。でも、お母さんも家族もゆったりした気持ちで過ごすことが何より大事。そして、赤ちゃんに心からの愛情を注ぐことです。

何もできない状態で生まれてきた人間の赤ちゃんは、お世話をしてくれる人がいるから生きていられるのです。そして、おなかがすいた、おむつが気持ち悪いという感覚を泣くことで知らせます。母親またはお世話をする人がそれを受け止め、よしよしと優しい声をかけ、しっかり見つめてお乳を飲ませたり、おむつを取り替えたりすることで、赤ちゃんは「守られている」という深い安心感、信頼感を感じとっていきます。

これは、何もできない無力なこの時期だからこそ獲得できる感情、感覚であり、エリクソンは「基本的信頼感」を獲得できる唯一の時期として、生まれてから第一に獲得すべき、ヒトが人間として生きる最も基本の発達課題であるとしています。どうか慈しんで育ててください。

●急速な成長、事故に注意

この時期は、からだの発育が早く、また神経系の発育も急速に進むため、運動機能や生理機能、精神機能の発達も早いのです。子どもは1日1日めざましく成長しているのですから、気が抜けません。

昨日できなかったことが今日できるようになるということがしばしばあり、思わぬケガも多くなります。たとえば、「寝返り」は本当に突然できるようになるので、ちょっと油断して高いところに赤ちゃんを置いたりすると、突然寝返りをしてコロンと落ちてしまうこともあるのです。運動機能の発達には個人差がありますが、4か月頃からは十分注意してください。

その後、お座りしたり（ときどき後ろにひっくり返るので注意）、ハイハイなどが始まったりすると、ますます目が離せません。やがてつかまり立ち、伝い歩き、そして1歳前後には本格的に歩き始めます。

新生児期・乳児期の心身の発達課題

- 基本的信頼感
- 愛着形成

●精神発達も急速

また言葉においても、いろいろな音を発しながら、次第にパパ、ママなどが言えるようになります。

赤ちゃんは1歳になる頃には、場所移動の自由や自分の意思を表し伝える自由を獲得しつつあり、この時期の保護者や周りの人間は、それらに対する関わり方が子どもの心に深く刻み込まれるということを忘れてはなりません。親がスマホを見ながらミルクや食事を与えたり、必死で何かを訴えているのに無視したりするなどは、その後の親子関係に大きなダメージを残すことになります。

忙しかったからもしかして無視したかもしれない……という心当たりのある方は、今日からしっかり目を見て話を聞き、ときどき「大好きだよ」と抱きしめてあげてください。

乳児期は人見知りも始まりますが、これは母親や家族への愛着が増し、家族と他人との区別がしっかりできるようになった証拠であり、子どもの発達と親子関係の一つの目安となります。

●母子健康手帳を活用しましょう

こうした忙しい時期に、ただ毎日の育児に気を取られていると、あっという間に1年が過ぎてしまいます。

赤ちゃんの成長の証しとなるのは、母子健康手帳への記録です。

母子健康手帳は、本当に大切なことが凝縮された素晴らしい子育てツールです。発育の記録だけでなく、いつどんなことができたかや、どんな気持ちで育てたかなど、ぜひ書き留めてください。いつかお子さんがこの母子健康手帳を見たとき、自分は大切に愛されて育てられたのだと改めて思うことがあるでしょう。そして、それがまたお子さんの生きる力となり、次の世代を紡いでいく原動力となることでしょう。

予防接種の記録も大切です。健康記録は、すべて母子健康手帳に記載するのがよいと思います。

【幼児期①幼児前期】——忍耐力を持ってしつけを

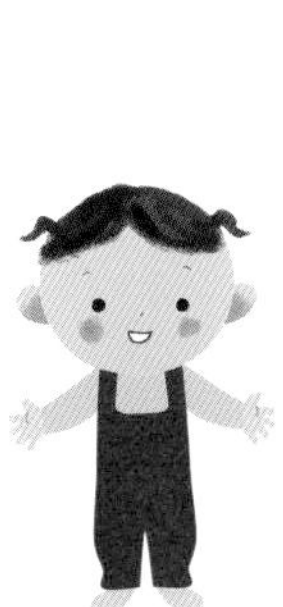

幼児期は、からだの発育も精神の発達もめざましく、前半と後半に分けて考えられています。1～3歳までを幼児期の前期とすることが一般的です。

●しつけのはじまり

まず1歳付近のからだの発達課題として、乳児期から引き続き、歩くこと、話すことが挙げられます。これによって子どもは、行動の自由とコミュニケーションの自由を獲得するのです。

からだも、生まれたときと比べて身長は1・5倍以上、体重は3倍以上になります。そのため、いろいろなことができるようになり、子どもの世界はどんどん広がっていきます。また、神経と筋肉の連携がうまくいくようになって、排泄のトレーニングを開始するよい時期となります。

精神的には、欲求を少し我慢する「自律性」を、エリクソンは発達課題としています。親としては「しつけ」を上手に行わなければならず、親自身の忍耐力が必要となります。また、子どもをその気にさせる知恵も必要です。

覚えておきたいことは、しつけは一直線には進まない、ということです。失敗しても、「次はきっとできるよ」と励まし、できたらほめるというように、ゆったりした気持ちで、しかしたゆみなく気長に続けることが大切です。

3歳近くになれば、からだもしっかりして、子どもは活発に動けるようになり、語彙も増え、精神的にも急速に成長していきます。

幼児前期の心身の発達課題

- 歩くこと→走ること
- 話すこと（1語文から2語文、多語文へ）
- 神経と筋の連携 ⇒ 排泄のコントロール
- 自律性……自分の欲求や感情を少し抑える
- よい生活リズムを身につける

●生活リズム・よい生活習慣を身につける

この時期に大切なことは、よい生活習慣を身につけさせることです。これは何といっても、親のはたらきかけや、親自身の生活習慣の影響が大きく作用します。

三つ子の魂百まで、といいますが、この時期に「早寝・早起き・朝ごはん」の習慣がしっかり身につくようにすることは、将来の健康のために欠かせない重要事項です。

これまで本書では、身体リズムを崩さないことが心身の健康を維持するために最も大切であることを強調してきました。その基礎をつくるのが、幼児期の前期なのです。

【幼児期②幼児後期】——遊びのなかで基本動作を培う

幼児後期（3～6歳）は、学校に入学する前の大切な時期です。子どものからだの発育はそれほど急激ではありませんが、神経系の発達はますます盛んになり、さまざまな基本的動作ができるようになります。基本的動作とは、日々の遊びによって培われるような動作であり、すべての運動の基本となるものです。

●運動の基本的動作の獲得

運動の基本的動作とは、走る、跳ぶ、蹴る、投げる、受ける、打つ、泳ぐ、滑る……などで、さらにリズムに合わせてスキップしたり、いろいろな動作を組み合わせてパフォーマンスを行ったりと、子どもは経験させることによってさまざまな運動ができるようになります。

小学校に入学する前のこの時期は実に大事な時期で、水泳やスケート、スキーなどのような特別の練習が必要なものもありますが、その他の基本動作はほとんどが遊びの中に取り入れられていますから、子どもが大いに遊ぶことのできる環境に置くことを考えるべきです。

もちろん子どもの個性にもよりますが、運動嫌いでこの時期にテレビを見たりゲームをしたりして室内で過ごすことが多いと、神経系の発達の終了は早いので（12歳ころまで）、後から取り戻すのには何倍もの時間を要することがあります。頭で覚えることは後からでも間に合いますが、運動の基本動作を身につけるのは、神経系の発達のめざましいこの時期こそ「至適時」なのです。

ただしこの時期は、一つのことを専門的に行わせるのではなく、幅広くいろいろな動作を身につけさせることがポイントです。

幼児後期の心身の発達課題

- 基本的動作の獲得・上達
  （遊びを通しての身体発達）
  走る・跳ぶ・蹴る・投げる・
  打つ・受ける・泳ぐ・滑るなど
- 第一反抗期
- 自発性（積極性）
  ……冒険心、探検心、進取の気性
  ⇒ 知的欲求
- よい生活リズム・生活習慣の獲得

●子どもは大いなる世界に踏み出す

このように身体的に活発になるのに伴い、精神発達にもめざましいものがあります。子どもは、これまで愛着の形成により一体化していたお母さんと、自分は別な存在だという意識が芽生え、いろいろなことに拒否反応を示す第一反抗期が訪れたりします。その一方で、冒険心や探求心が芽生えて知的欲求も高まり、いろいろなことに興味を示し、知りたがる傾向が強まります。「これは何？」「どうして？」などと次から次に質問攻めにします。エリクソンは、この時期の発達課題を「自発性（積極性）」としています。

このように子どもが身体的にも精神的にもめざましい発達を遂げている時期こそ、保護者は「どうして、なぜ」をよく説明して、よりよい選択ができるような考え方を徐々に身に付けさせる努力を惜しまないことです。幼児期の後期は、そうした考え方を基盤として、よい生活習慣を獲得できるようにするための「至適時」といえます。

【学童期】——勤勉性と有能感を発達させる

学童期（6～12歳）は、小学校への入学から始まります。入学は子どもにとっても親にとっても大きな転機です。いよいよ本当の意味で「社会化（ソーシャリゼーション）」が始まることになります。

からだも、最初のうちは幼児の名残りがありますが、次第にしっかりしてきて、やがて呼吸・循環器系が発達するため、持久力を鍛えるのによい時期となります。

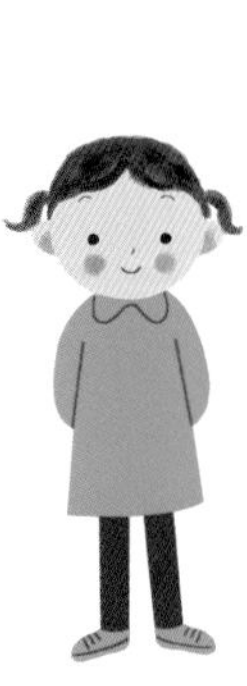

●性差、個人差の出現

からだつきも精神的にも次第に個人差がはっきり現れるようになり、運動能力や学習能力に差が出始めます。子どもはライバルの出現に恐れたり尊敬の念を抱いたりと、次第に感情も複雑になっていきます。

学童期の心身の発達課題

- 呼吸・循環器系の発達 ⇒持久力を伸ばす
- 社会化（ソーシャリゼーション）の開始
- 勤勉性
- 有能感

●人生で大切な2つの発達課題

この時期は、発達課題が2つあります。一つは勤勉性、もう一つは有能感といわれるものです。

勤勉性は、何よりも真摯に学ぶことですが、学びの楽しさを感じ取ることや、約束事をきちんと果たすといった人間としての誠実さも含まれます。

有能感は、自分は頑張れば物事を成し遂げられる力がある、という感覚のことで、これは人生を通してとても重要なものとなります。有能感があれば、その先の困難も何とか乗り切れますが、何をやっても自分はダメだという負の感情、つまり劣等感を身につけてしまうと、生きる力を失ってしまうことにもなりかねません。

●成長曲線で子どもの心身の健康を見つめる

この時期の子どもには、家庭や学校の支援が重要です。何よりも家族が子どもの状況をよく把握して、もし問題があると感じたならば学校に相談するなど、子どもから目を離さない姿勢が必要です。うるさく口出しするのではなく、見守っているという姿勢が大切なのです。

その意味でも、これまで述べてきた「成長曲線の作成」は役に立ちます。子どもの発育段階を把握し、からだの発育に問題がないか、精神的にも何か大きなストレスがないかなど、成長曲線から客観的に読み取ってください。これは、次に続く思春期においても重要となります。

【思春期】——からだも心も大きく成長

思春期の開始は個人差が大きく、また女子のほうが男子よりも1年から2年早いとされています。

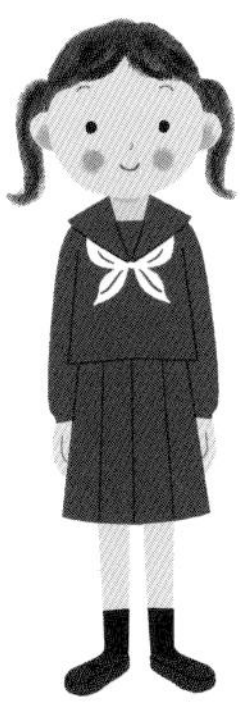

●女子の初経への対応

女子は女性ホルモンの作用により、体重が増加すると体脂肪の割合が増し、男子は男性ホルモンの作用で除脂肪（骨や筋肉）の割合が増すために、この時期には外見の性差がはっきりしてきます。

からだの思春期は、女子では学童期に始まることが多いので、親としては早めの準備が必要です。とくに成長曲線を見て、この子は早熟タイプだとわかったら、初経が早めに来ることを予測し、学校ではまだ指導をしていない時期でも、生理的な男女の違いや初経について、できるだけ科学的に説明しておくことをお勧めします。

思春期の心身の発達課題

- 第二次性徴の完成
- 第二反抗期……第二の分離──個体化
- 今までの価値観を問い直す
  （自分は何者か？ 何を目指すのか？）
- アイデンティティの獲得
  ……人生最大の発達課題（エリクソン）

●男子は運動の仕方に注意

男子は、小学校6年生頃から中学生にかけて思春期を迎えるのが一般的です。急に無口になったりする子どもに対し、親としては接し方が難しくなるかもしれません。もちろん全く変わらない子どももいますので、個性と割り切って成長を見守っていただきたいのです。それでも、正しいと思ったことは折に触れて、自分の体験を語るなどして伝えていかねばなりません。

また、男子は身長が急激に伸びてきますので、〈PART4〉でも述べたように、この時期の過度な筋トレはご法度です。身長の大きく伸びる時期は骨が弱く、とくに細胞分裂している関節に近い部分に負荷をかけ過ぎると危険です。身長の最も伸びる時期に無理なことをして伸びを止めてしまわないように、成長曲線をこまめに描きながら一緒に検討してください。

●スマートフォンの夜間使用に注意

このことはすでに詳しく記載しましたが、小学校高学年ともなると、親の言うことをなかなか聞いてくれなくなります。そんなとき、「足が伸びなくなる」ということを、データを示しながら説明してください。

もしそのとき納得しなかったとしても、必ず頭の片隅に残っているはずです。このときまでに科学的な考え方ができるような素地が作られていれば話は簡単ですが、そうでなくてもきちんと説明することが効果的です。

●揺れ動く思春期

精神的には、ある時は親を尊敬したり、またある時は軽蔑したりするなど、価値観が両極端になることがあります。また自分自身に対しても、自分は何者か？　どこへいくのか？　などと深く問いかけたりもする時期で、なかなか難しい時期といえます。

親は自分の価値観や体験をそのまま当てはめようとせず、しかし何気なく自分の思春期時代を披露するなど自然な対応を心がけ、それでもしっかり見守っているという姿勢をみせることが必要です。くどい説教は逆効果です。２歳当時のしつけの時期にじっと我慢したことや、うまくできたら褒めたことなどを思い出しつつ、賢く取り組んでください。

エリクソンは、この時期の発達課題は「アイデンティティの獲得」としています。そしてこれは「人生最大の課題」であると述べています。

毎日の積み重ねが子どもの健康とよいスタイルを育む

本書の最後に、これまで述べてきたことをまとめてみます。

ただし、ここだけ読まれても、すんなり受け入れて継続することは難しいでしょう。ご自身の中で、なぜそれが必要なのかということをしっかり理解して、よりよい生活の仕方、子どもへのはたらきかけの仕方を納得して実践するために、繰り返し本書を読み返してください。

人生は一日一日の積み重ねです。そうした日々の積み重ねの結果が、子どもの健康やスタイルに表れてくるのです。一夜にして何かが劇的に変わるということはそうそうありません。

月日は容赦なく過ぎていきます。気が付いたら子どもの成長期は終わっていた、ということにならないよう、できることから取り掛かってみませんか。

健康でスタイルのよい子どもを育てるための3つのポイント

①よい生活習慣を続ける

２０２０年は、新型コロナウイルスが世界中で猛威をふるい、これまでの日常が一変した年でした。しかし、よい生活習慣がしっかり確立している家庭では、感染のリスクも少なく、手洗い、うがいをはじめ、健康を守るための予防法も自然に受け入れて実行できたことでしょう。

何よりも、「早寝・早起き・朝ごはん」を普通の生活として確立できるようにすることが大切です。またそのために、生活すべてに影響を及ぼすスマートフォンの夜間使用については、健康のためにはもちろんのこと、「足を伸ばす」ためにも、子どもが納得するまで話し合ってください。

②成長曲線を描く

子どもは日々成長していきます。それが正常範囲であるかどうかを確認するとともに、今、どのような発育段階にあるかということが、運動などをするうえでも、女の子であるなら初経の発来時期を予測するためにも、非常に重要です。
重大な病気があれば、必ず成長曲線に現れます。また、成長曲線からは心の健康状態も察知できます。成長曲線は子どもの発育状態、健康状態を客観的に見るための最良の資料となります。生まれた時から一貫して成長を見ることができるのは、学校や病院ではなく、家庭なのです。

③物事を広い視野で科学的に考える態度を育てる

これにはやはり家族がそのような姿勢であることが必要です。新聞、テレビなどで時事問題を考えたりする態度は、自然と子どもに伝わります。子どもにはスマートフォンの使用を制限しておいて、自分は長時間使っているとなると、子どもは言うことをききません。テレビは、ニュースばかりを見るということではありません。いろいろなことに関心を持ち、それがなぜなのか、どうしてそうなるのかを考える探究心が頭の働きを活発にし、心身を強くします。

以上の3つのポイントを踏まえたうえで、「あまり神経質にならないで」ということもお願いしたいことです。あれもこれもと考えるとつい口数が多くなり、小言を言いがちになりますね。これはすべてのことに逆効果で、せっかくよい子に育てようと思っても、反対の結果となることが多いものです。まず自分のことを見直して、子どもにはできるだけ大らかな態度で接しましょう。

家族に見守られている、愛情に包まれている、と子どもが感じ取ることで、子どもは本来の素質を発揮して伸び伸びと育っていきます。伸び伸びと育てると、まさに身長も伸び伸びと伸びるのです。子どもに言う前に自分で反芻し、実際には節目節目で適切なアドバイスをすれば十分です。

ただ、以下の点も大切なポイントとして心に留めていただくとよいでしょう。

- 子ども自身が自分のからだの成長について肯定的に受け止められるようにする。
- 夏休みと学校の授業のある期間とで生活リズムが大きく違わないようにする。
- 液晶タブレット、とくにスマートフォンを就寝前に長時間使用しない。
- 運動やスポーツ活動だけでなく、日常生活でからだを動かす機会を増やし、からだを動かす習慣をつける。
- 朝食を摂ることは1日の活動のうえで重要であり、とくにたんぱく質を摂るように心がける。これが、心身の健康と身長の伸びに関係することを理解する。
- 朝食を摂るためには十分な睡眠時間が必要であり、「早寝・早起き・朝ごはん」はセットで考えるべきものである。

●食事はできるだけ子ども一人で食べることのないよう工夫する。やむを得ない場合は、なんらかの埋め合わせをするようにして無関心だと思わせない。

子ども時代も発育も過ぎてしまえば取り返しがつかない

子どもが子どもでいられる期間、そして発育できる期間というのは、人生の長い時間の中ではほんのわずかです。本文でも紹介したように、早熟の子どもでは、人生のたった12年間しか身長が伸びません。そして、一度止まった身長は、細胞分裂する骨端線が閉じてしまえば、二度と伸び始めることはないのです。

日本も海外の先進諸国のように家庭を大切にできる労働時間を採用し、ワークライフバランスがとれて家族と食卓を囲める社会になることが望ましいのですが、実現にはいましばらく時間がかかりそうです。しかし、子どもにとっては待ったなしの問題です。最も大切な時期に、家族と会話のある食事をする幸せを与えることができなかったら、心身の発育にも、さらには子ども自身の人生にも、決してよい影響は残さないでしょう。

楽しい食事という日常の積み重ねこそが、子どもの人格をつくり、生きるエネルギーを獲得することにつながるのです。また、子どもだけでなく、大人の孤食も見過ごせない問題であることは言うまでもありません。

大人は働くことにほとんどの時間を費やし、子どもは塾通いに忙しい時代ではありますが、２０２０年に突然、私たちの生活を一変させた新型コロナウイルスによる感染症は、思いがけずこうした生活を根本的に見直す契機となりました。本当に大切なものは何かということを、単なる理想の世界ではなく、現実問題として真剣に考えることができたという家庭も多いのではないでしょうか。ぜひこの機会に、理想が現実となるような家族のあり方を構築していただきたいと思います。

時が過ぎて、この新型コロナウイルス感染症の時代が過去のものになったとしても、いつまた新しい感染症や、想像もつかない災禍に見舞われる時がくるかわかりません。それでも私たちは、人間らしく生きていくことを求めてやまないでしょう。今のこの大きな出来事を忘れずに、よりよい家族のあり方、社会のあり方を真剣に追求し、かけがえのない子どもの心身の発育を守り育てていただくことを心から願っています。

本書が、お子様の健やかな成長に役立つことを祈ってやみません。

２０２１年１月

小林　正子

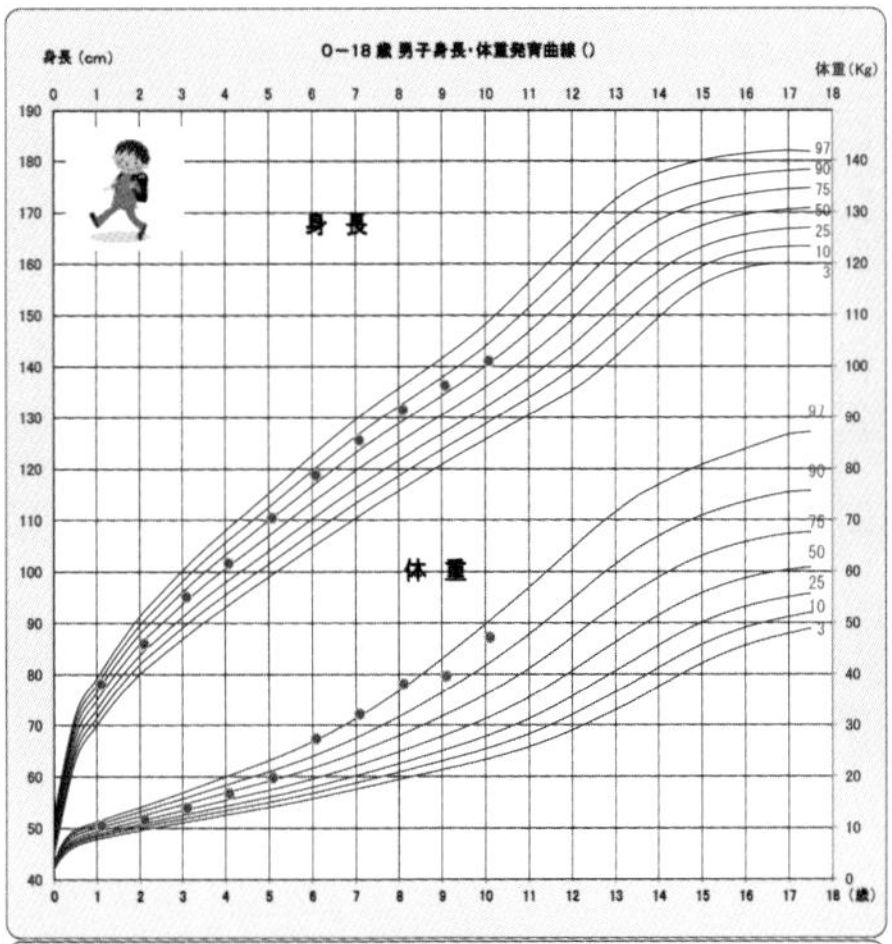

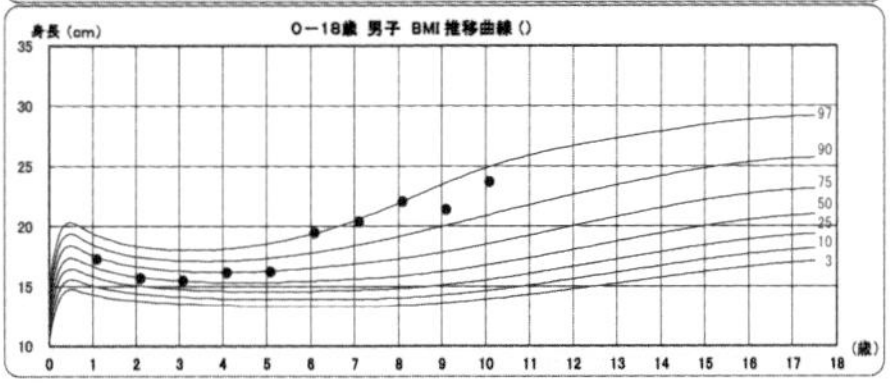

男 子（前半）	組	番号	氏 名
	8	7	

No.	年齢	測定日	身長	体重	体重差	BMI	肥満度
★	0	2009/3/10			・・ 出 生 時 ・・		
1		2007/4/10					
2		2008/4/10					
3	0.1	2009/4/10					
4	1.1	2010/4/10	78.0	10.5		17.3	
5	2.1	2011/4/10	85.9	11.6	1.1	15.7	
6	3.1	2012/4/10	95.0	14.0	2.4	15.5	−0.3
7	4.1	2013/4/10	101.6	16.7	2.7	16.2	4.7
8	5.1	2014/4/10	110.4	19.8	3.1	16.2	5.5
9	6.1	2015/4/10	118.7	27.4	7.6	19.4	22.7
10	7.1	2016/4/10	125.6	32.2	4.8	20.4	26.0
11	8.1	2017/4/10	131.5	38.1	5.9	22.0	31.2
12	9.1	2018/4/10	136.3	39.7	1.6	21.4	23.1
13	10.1	2019/4/10	141.1	47.2	7.5	23.7	32.4
14							
15							
16							
17							
18							
19							
20							
21							
22							
23							
24							
25							
26							
27							
28							
29							
30							

75パーセンタイル以上は太り気味で、上にいくほど肥満傾向となります。

25パーセンタイル未満は痩せ気味で、下にいくほど痩せの度合いが高まります。

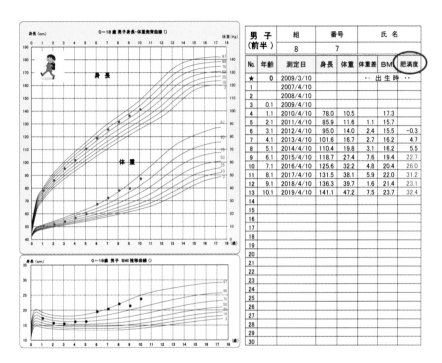

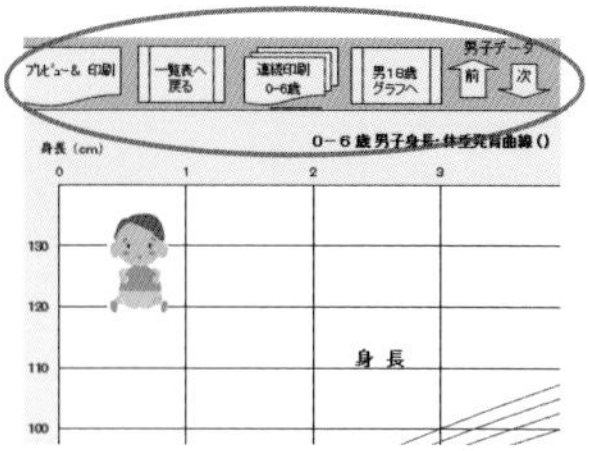

●印刷や操作

個人画面の紫色の楕円⬭部分に注目します。

一番左にある「プレビュー＆印刷」をクリックすると、表示されているグラフが印刷できます。

「連続印刷」をクリックすると、グラフをクラス単位で連続して印刷することができます。連続印刷は男女全員分が印刷されます。お子様一人の印刷では使用する必要はありません。

矢印の「前」をクリックするとその前のグラフに、「次」で次のグラフに移動できます。

●BMI（カウプ指数）・肥満度

肥満や痩せなどの体型は、BMIか肥満度で確認できます。

肥満度は表にのみ記載されます（次ページ図）。標準は0で、20を過ぎると肥満傾向となり赤で表示されます。マイナスが大きくなるほど痩せ傾向となり、マイナス15以下は青で表示されます。

BMIは表のほうに数値が表示されます。子どものBMIは、成人に使われている「標準は22」が適用できず、年齢によって変わるので、この数値だけで体型を判断することはできません。したがって、グラフのパーセンタイル値から判断します。

●個人画面（6歳までの画面）

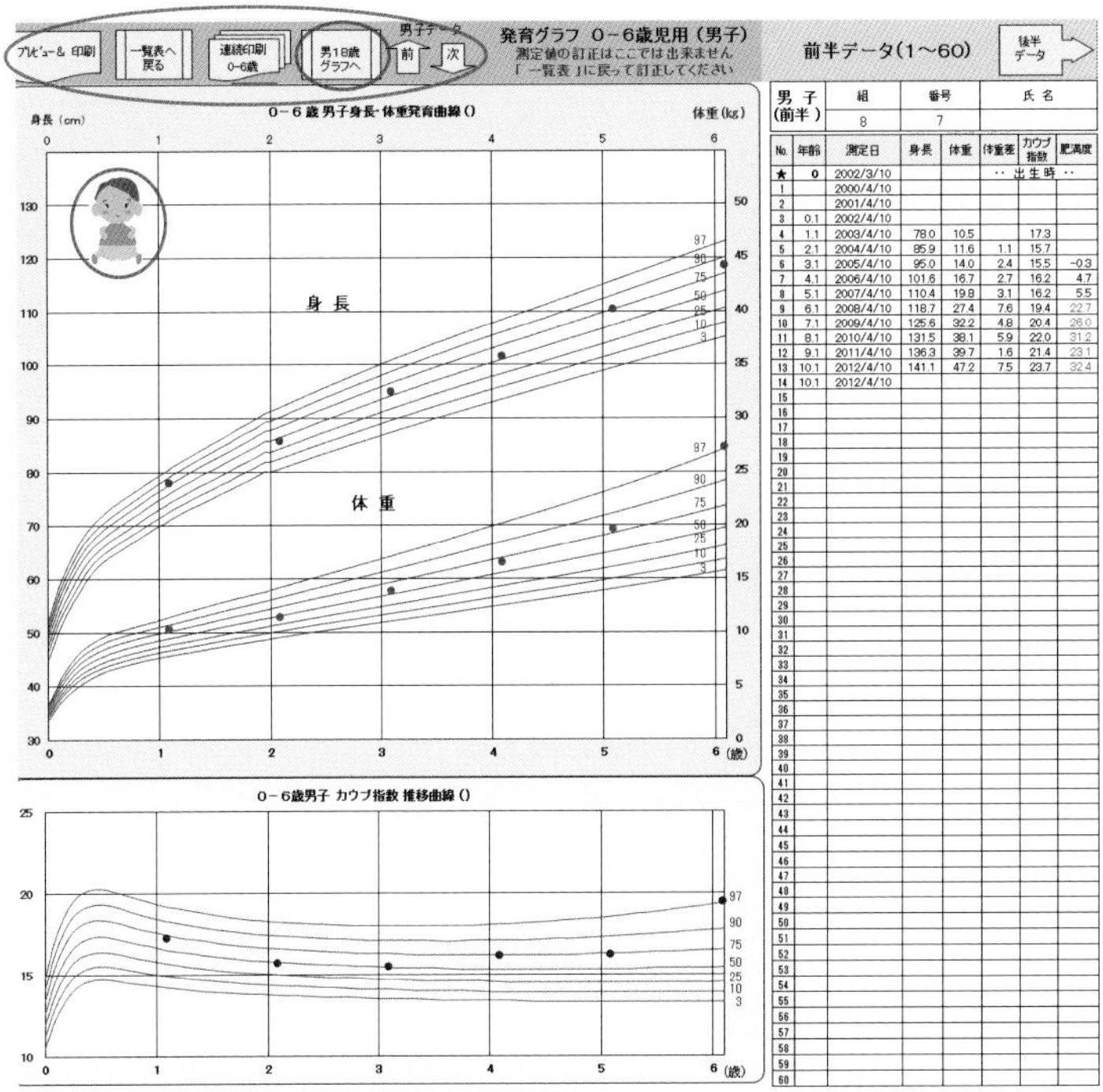

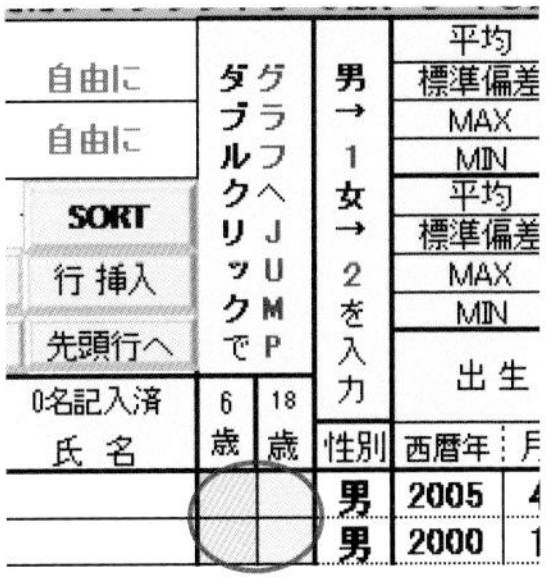

●個人別グラフの表示

④ページの一覧画面の赤い○の部分、「グラフへJUMP」の列をダブルクリックすると、上のような個人画面のグラフが表示されます。6歳までは左側のベージュの部分をダブルクリックします。6歳以降は右側の水色部分です。

実はどちらでも、ダブルクリックすると個人画面にジャンプしますので、上の個人画面で○をつけたグラフ中のイラストまたは上部の「男（女）18歳グラフへ」をクリックすると、6歳以上18歳までのグラフに変わります。逆も同様です。

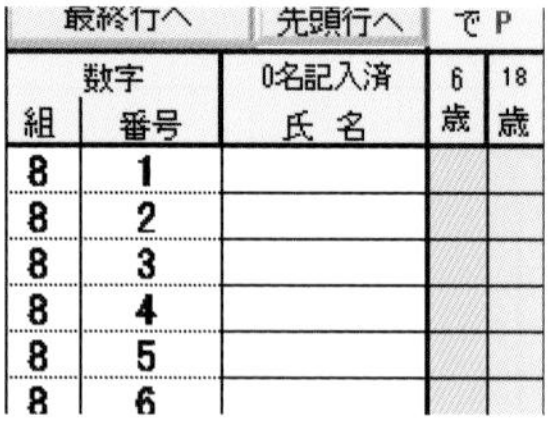
最終行へ
先頭行へ
で P
数字
0名記入済
6 歳
18 歳
組
番号
氏 名
8 1
8 2
8 3
8 4
8 5
8 6

②組、番号、氏名を入力します

一覧画面では、左から、組、番号、氏名、性別、生年月日を入力します。

左の図は保育園のデータですが、お子様一人の場合は、組、番号は「1」を入力してください（本当はいくつでもよいのですが）。これはIDとなるため、必ず何かの数字は入れてください。図の例では氏名を消してありますが、組、番号だけでグラフは描けます。

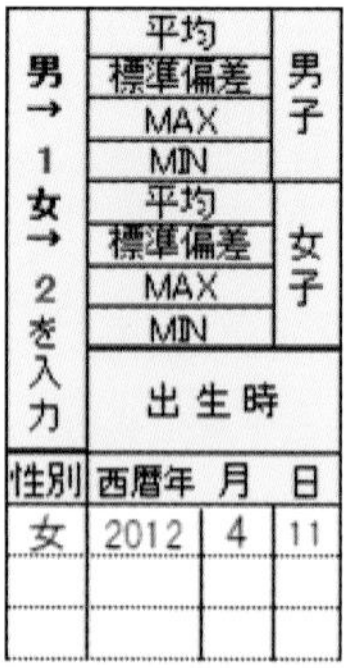
男→1 女→2を入力
平均
標準偏差
MAX
MIN
男子
平均
標準偏差
MAX
MIN
女子
出生時
性別
西暦年
月
日
女 2012 4 11

③性別、生年月日を入力します

性別は、男子なら「1」、女子なら「2」を半角で入力します。リターンキーを押すと、漢字の「男」または「女」に変換されます。

生年月日は、「年」「月」「日」を別々に枠の中に入力します。

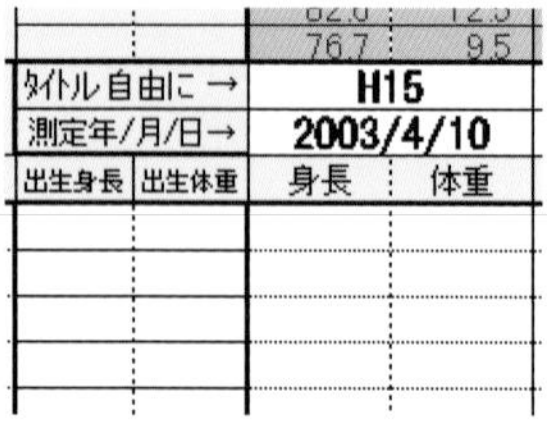
76.7 9.5
タイトル自由に →
H15
測定年/月/日→
2003/4/10
出生身長
出生体重
身長
体重

④「タイトル」「測定日」を入力します

測定日は西暦で入力し、「2021/1/20」という形式にしてください。タイトルは、「1年春」「小1」など自由に入力しますが、入力しなくてもグラフの作成には支障ありません。

●一覧画面

2014V01 発育グラフソフト0-6歳、0-18歳児									出生時		4		5		6		7		8		9		10	
データの貼り付け手順説明クリックして		自由に	ダブルクリックで	グラフへJUMP	男→1 女→2を入力	平均	男子				85.1	12.3	91.4	13.5	96.7	15.4	102.8	16.7	107.1	19.7	113.3	23.6	118.9	27.7
		自由に				標準偏差					7.5	2.7	7.7	1.8	13.1	3.7	9.5	3.2	10.5	4.1	9.5	5.3	8.8	6.8
						MAX					91.9	15.0	99.2	15.5	111.3	20.0	114.1	21.6	124.3	29.0	131.8	34.4	138.2	42.2
						MIN					78.0	9.5	83.3	11.6	65.0	7.0	80.3	10.1	85.0	12.4	94.5	15.3	100.3	18.0
		SORT				平均	女子				80.5	11.4	92.6	15.2	96.7	16.6	99.9	17.8	105.9	20.6	112.8	24.0	118.8	27.8
行削除		行挿入				標準偏差					3.3	1.7	9.5	2.2	9.9	3.5	12.6	4.1	10.4	5.3	9.1	6.2	9.1	6.4
最終行へ		先頭行へ				MAX					82.6	12.5	112.3	19.0	116.0	20.5	120.5	24.2	123.4	32.6	130.5	42.4	136.6	45.2
						MIN					76.7	9.5	84.9	12.2	79.2	11.0	71.3	8.6	84.2	11.4	95.0	14.0	99.0	15.8
						出生時			タイトル自由に→		H15		H16		H17		H18		H19		H20		H21	
数字		0名記入済	6	18					測定年/月/日→		2003/4/10		2004/4/10		2005/4/10		2006/4/10		2007/4/10		2008/4/10		2009/4/10	
組	番号	氏名	歳	歳	性別	西暦年	月	日	出生身長	出生体重	身長	体重	身長	体重	身長	体重	身長	体重	身長	体重	身長	体重	身長	体重
8	1				男	2005	4	11																
8	2				男	2000	1	1																
8	3				女	2004	3	30											94.6	16.1	102.2	19.2	110.6	26.4
8	4				女	2003	7	10									87.4	12.5	94.5	16.0	101.3	18.5	108.7	24.0
8	5				男	2002	9	20															120.0	28.9
8	6				男	2002	5	23											105.1	18.0	110.8	20.5	117.2	25.0
8	7				男	2002	3	10			78.0	10.5	85.9	11.6	95.0	14.0	101.6	16.7	110.4	19.8	118.7	27.4	125.6	32.2
8	8				女	2001	12	25							96.7	16.7	104.1	20.6	111.0	22.9	116.9	25.6	122.6	28.3
8	9				男	2000	4	30			91.9	14.0	98.8	14.5	105.4	17.5	111.0	19.8	117.4	23.0	121.9	24.0	126.6	27.1
8	10				男	2000	12	3											115.1	23.0	119.1	25.4	125.4	28.4
8	11				男	2000	9	12					96.9	15.5	102.7	17.1	108.4	19.5	115.2	22.2	120.2	24.0	125.2	26.6
8	12				男	2000	9	24			91.1	15.0	99.2	15.5	106.9	20.0	114.1	21.6	121.5	27.0	126.8	28.6	132.3	37.8
9	1				男	2005	8	25											85.0	12.5	94.5	15.4	102.1	18.0
9	2				男	2005	7	22															102.0	18.0
9	3				女	2005	5	19									71.3	8.6	84.2	11.4	95.0	14.0	99.0	15.8
9	4				女	2005	6	4																
9	5				女	2005	4	2											89.1	13.6	98.3	17.3	106.8	22.4
9	6				男	2005	5	12																
9	7				男	2005	4	11							65.0	7.0	80.3	12.0	91.2	14.0	98.3	16.6	107.6	20.0
9	8				女	2005	7	24																
9	9				男	2004	7	14													112.0	31.7	118.9	40.0
9	10				男	2004	12	29											88.8	14.5	94.9	17.0	100.3	21.0

●ソフトファイルに名前を付けて保存

「発育グラフソフト」は原本を残して、入力用に新しい名前を付けて保存し直してください。ファイル名は、グラフを作成するお子様の名前がよいと思います。学校などであれば、入学年度名が便利です。

●入力の仕方（一覧画面）

①ソフトを開くと一覧画面が出ます

このソフトは、一人でも大勢でも使えるようになっています（たとえば保育園、幼稚園、学校で使用する場合、同学年は測定日が同じなので全員入力できます。欠席したら空欄に）。

ご家庭では、お子様ごとにファイルをつくって、一覧画面に一人だけ入力したほうがよいでしょう。

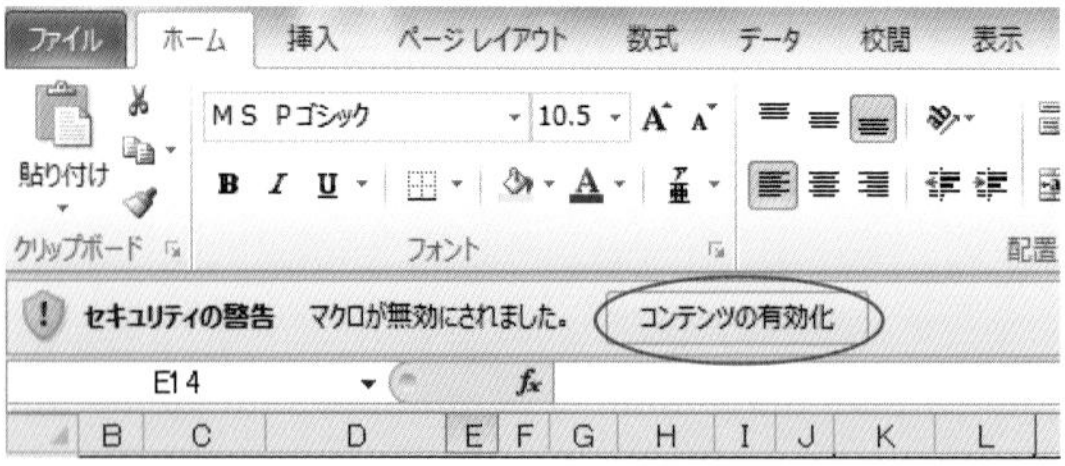

パソコンの環境によっては、「①セキュリティの警告　マクロが無効にされました」の警告が出ることがあります。これは、このソフトにマクロが組み込まれているためです。マクロを有効にするには、「コンテンツの有効化」ボタンをクリックしてください。

※お使いのパソコンでは、もともとマクロが無効に設定されている場合があります

「性別」で１や２を入れても、自動的に「男」または「女」に変わらなかったり、個人画面にとばない場合は、エクセル画面の上にある「ファイル」→「オプション」→「セキュリティセンター」→「セキュリティセンターの設定」→「マクロを有効にする」の操作が必要です。

「発育グラフソフト0-18歳用」の上手な使い方

「発育グラフソフト」は、乳幼児期を詳しく見ることのできる「0～6歳用」と、18歳までを通して見ることのできる「0～18歳用」の両方を使い分けることができます。

グラフページのイラストをクリックすると、0～6歳と0～18歳のグラフが交互に現れます。「0～18歳用」は出生後から通してグラフを見ることができますが、低年齢の部分はパーセンタイル基準曲線の幅が狭くて見づらいので、6歳までのデータがあるときはグラフ内のイラストをクリックして「0～6歳用」を表示させてください。

●ソフトを開く

添付ファイルやネット上から取得したファイルを開くと、メニューバーの下に「保護されたビュー」という警告が出ることがあります。これは、有害なウイルスなどが埋め込まれている可能性があるため、編集などができない「読み取り専用」となっているという警告です。

これを解除（無効化）して「編集できる」ようにするには、下の画面の「編集を有効にする」のボタンをクリックします。

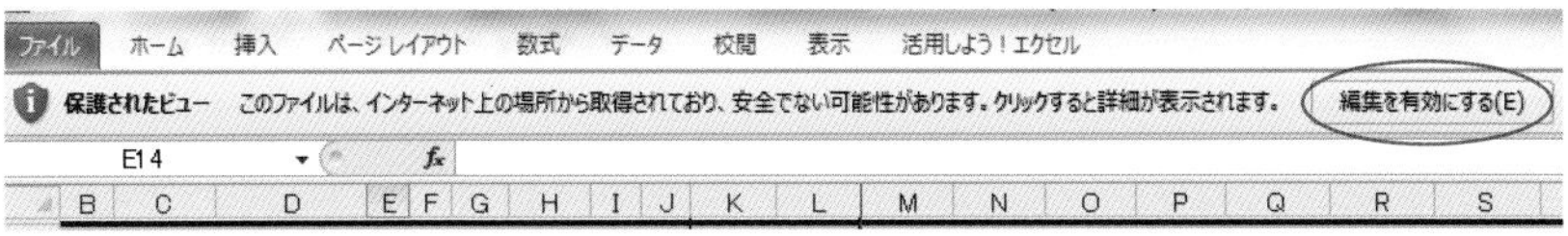

付録 「発育グラフソフト」について

「発育グラフソフト」は、平成18〜20年度科学研究費補助金（文部科学省）を受けて、研究代表者の小林によって発案され、藤田倫子氏にプログラミングを依頼して開発されました。その後、改良を重ねて今日に至っています。

「発育グラフソフト」には、用途別にさまざまな種類がありますが、本著では、保育園や学校などで集団の入力をすることはもちろん、子育て中のご家庭で個人用に使うこともできる「発育グラフソフト0-18歳用」を提供いたします。下記URLよりダウンロードしてご使用ください。本ソフトは、Microsoft Excel で開くことができます。

なお、本ソフトを活用した成果を公の場で発表される場合には、小林の「発育グラフソフト0-18歳用」を使用した旨を、一言お断りください。

小林の「発育グラフソフト0-18歳用」ダウンロード

https://eiyo21.com/book/9784789550048

●著者
小林正子（こばやしまさこ）

栃木県出身 長野県在住
学位：博士（教育学）東京大学

お茶の水女子大学理学部化学科卒業後、会社員・高校教員を経て、1988年、東京大学大学院教育学研究科（体育学専攻・健康教育学専修）に進学。修士、博士課程にて発育の研究を行う。

1994年　東京大学教育学部助手
1998年　厚生労働省 国立公衆衛生院（現 国立保健医療科学院）
　　　　母性保健室長、行動科学室長
2007年　女子栄養大学教授
2020年　女子栄養大学客員教授
　　　　女子栄養大学栄養科学研究所客員研究員

発育の基礎研究のほか、「発育グラフソフト」を開発し、全国の保育園・幼稚園・学校等に無償提供して、成長曲線の活用を促進。発育から子どもの健康を守ることの重要性を啓発している。

イラスト／かまたいくよ
カバー・本文デザイン／門松清香
編集・DTP／鈴木 充

子どもの足はもっと伸びる！
健康でスタイルのよい子が育つ
成長曲線による新・子育てメソッド

2021年2月15日　初版第1刷発行

著　者　小林正子
発行者　香川明夫
発行所　女子栄養大学出版部
　　　　〒170－8481　東京都豊島区駒込3－24－3
　　　　電話　03－3918－5411（販売）
　　　　　　　03－3918－5301（編集）
ホームページ　https://eiyo21.com/
振替　　00160－3－84647
印刷・製本　中央精版印刷株式会社

ISBN978-4-7895-5004-8